근거에 기초한 총의치 제작

생체 정보를 고려한 인공치 배열법

evidence of denture work

근거에 기초한 총의치 제작

생체 정보를 고려한 인공치 배열법

사토 고지 (佐藤幸司) 저

권긍록·노관태·백장현·김지호 역

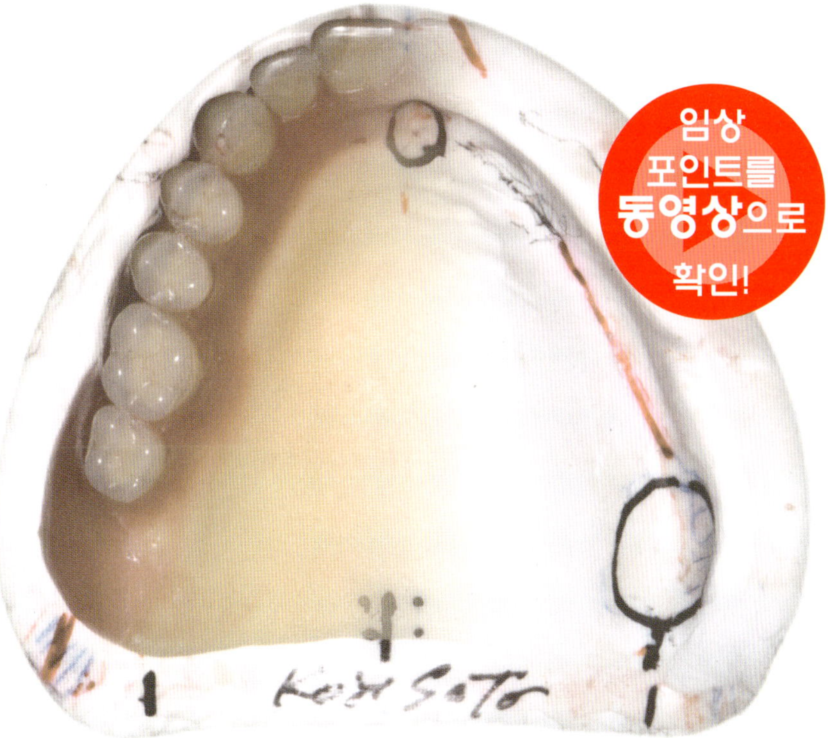

임상 포인트를 동영상으로 확인!

대한나래출판사

DaehanNarae Publishing, Inc.

#1507 SK V1 Tower
Younmujang 5 gagil 25, Sungdong-gu,
Seoul 04782, Korea
TEL: +82-2-922-7080
FAX: +82-2-922-0841
E-mail: nrpub@naver.com
Website: www.dhpub.com

スキルアップをめざす!
エビデンスに基づく総義歯製作―生体情報を考慮した客観的な人工歯排列法
佐藤幸司 著
医歯薬出版株式会社（東京）, 2018

This book was originally published in Japanese under the title of:
Evidence of Denture Work
by Koji Sato

Printed in Korea

근거에 기초한 총의치 제작–생체 정보를 고려한 인공치 배열법
Evidence of Denture Work

발행일 2019년 4월 5일
저자 사토 고지
역자 권긍록 외
발행인 최용원
편집디자인 김지현
표지디자인 김지현
교정·교열 최용원
발행처 **대한나래출판사** (등록 제2012-000051호/1994.6.10)
주소 서울시 성동구 연무장 5가길 25, SK V1 Tower 1507호 (성수동 2가 315-61)
전화 (02) 922-7080
팩스 (02) 922-0841
이메일 nrpub@naver.com
홈페이지 www.dhpub.com

ISBN 978-89-5741-645-7

정가 50,000원

저자 서문

본서의 출간 시점에서 일본은 초고령사회를 맞이하여 노인 치과 의료와 함께 완화 관리가 필요한 재택 치과 의료도 증가하는 경향에 있다. 의치 중에서도 특히 무치악 증례는 치과 질환의 최종 진료(terminal care)에 해당되며, 노인 의료의 개념에서 보면 간병을 필요로 하는 단계에 있다고 생각된다.

최근 고도로 발달한 디지털화와 치과 의료 기술의 진보에 따라 치아가 상실된 무치악자의 질병 구조도 크게 변화되고 있다. 지금까지와 같은 저작 기능 회복과 동시에 심미성이나 섭식 연하 기능 획득 등 노인 치과 의료의 충실도 요구되며 의치의 질적 수요도 고도화되고 있다.

질 높은 기능적인 총의치를 제작하기 위해서는 각 제작 기준을 객관적으로 파악하여 신경근 기능과 협조시키는 것이 필요하다. 특히 해부학, 발생학, 생리학을 근거로 한 교합 평면과 교합 만곡의 설정, 생리학적·역학적으로 조화된 인공치 배열, 구강 내에 조화된 교합과 교합 양식의 부여가 성공의 열쇠가 된다.

본서에서는 그때 중요한 '인상 채득·교합 채득으로부터의 교합위(수직적·수평적 하악위)의 고찰', '가상 교합 평면의 설정', '교합과 그 양식의 결정'의 각 기준에 대하여 알기 쉽게 정리하는 것을 취지로 하여 집필했다. 특히 총의치 제작에 중요한 항목을 강조한 Part 1은 QR 코드로 읽을 수 있는 동영상을 도입하여 '눈으로 보고 흐름을 알 수 있는' 구성에 유의하였다. '이의적(二義的) 인공장기'로서의 의치가 요구되고 있는 오늘날에 있어서 의료적 측면에서의 '에비던스'를 포함한 총의치 치료를 위해, 그것을 치과의사와 치과기공사가 공유하기 위해, 그리고 치의학에 뜻을 두고 있는 학생들에게도 본서가 도움이 되었으면 좋겠다.

집필에 있어서 국내외 저명한 임상가인 치과의사와 치과기공사 선배님들께 지도와 조언을 받은 많은 것들을 기초로 하여 BPS denture의 가이드라인도 그 대부분을 저자의 사고방식의 근거로서 도입하고 있다. 또한 함께 임상에 임하는 치과의원에서 수많은 증례를 제공 받으며 매일 지도를 받고 있다. 이러한 많은 것을 배우게 해주신 분들께 이 자리를 빌어 깊은 감사의 말씀을 드리고 싶다.

2018년 10월 길일

사토보철연구실 **사토 고지 (佐藤幸司)**

약력

【저자 약력】

사토 고지 (佐藤 幸司)

1976년 오이타현 치과기술전문학교 졸업
노토미 데쓰오(納富哲夫) 선생에게 사사
도이치과진료소・아베치과의원 근무
1980년 도카이 치과의료전문학교 전공과 비상근강사 취임
1985년 사토보철연구실 개업
1985년 공익사단법인 일본치과기공사회 생애연수 인정 강사 취임
1990년 나고야 시립대학 의학부 연구원 제1해부학교실 입국(~2006년)
2002년 Ivoclar Vivadent BPS 국제 instructor 취임
2003년 메이린 단기대학 생체기공전공학과 임상 교수 취임
2009년 나고야 치과의료전문학교 비상근 강사 취임
2017년 가나가와 치과대학대학원 치학연구과 전신관리 의치학강좌
악교합 기능회복 보철 의학 분야 비상근강사 취임

일반사단법인 일본치과기공학회 인정(유상의치) 전문 치과기공사
특정비영리활동 법인 일본악교합학회 인정 지도 치과기공사

【역자 약력】

권 긍 록

경희대학교 치과대학 졸업
스위스 제네바대학 치학부 방문교수
미국 하버드대학 치학부 방문교수
경희대학교 치과대학 보철과 총의치학 강좌 주임교수

노 관 태

경희대학교 치과대학 졸업
Tokyo Dental College 방문교수
BPS Clinical Instructor
경희대학교 치과대학 보철학교실 부교수

백 장 현

경희대학교 치과대학 졸업
미국 컬럼비아대학교 보철과 수련 및 석사
경희대학교 치의학 박사
경희대학교 치과대학 보철학교실 조교수

김 지 호

동남보건대학 치기공과 졸업
경희대학교 치과병원 중앙기공실

역자 서문

사토 코지 선생님은 총의치 제작에 관한 오랜 경험과 지식을 가지고 많은 연수회를 통해 교육을 실천해 왔으며, 이 책에서 저자는 그동안의 경험과 노하우를 바탕으로 총의치 제작의 전반적인 과정인 개인트레이 외형선, 인공치 배열, 치은 형성 방법에 관해 알기 쉽게 설명하고 있다. 중요한 제작 과정의 포인트에 대해서는 QR코드를 스캔해서 볼 수 있는 동영상을 제공하여 최대한 독자들의 이해를 돕고자 하였다.

저자는 BPS denture 이론을 근거로 하여 구강 내에서 기능적으로 안정된 의치를 제작하기 위한 교합 평면과 교합 양식의 결정 기준에 대해 설명하고, 특히 denture space core를 통한 주위 조직 분석과 확인, 이를 적용한 치은 형성에 관해 강조하고 있다. 의치 제작에서 기공 분야에 관한 서적이 많지 않은 현재, 저자의 오랜 고민과 해설을 담은 이 책은 치과의사와 치과기공사들에게 많은 도움이 될 것이라 생각한다.

최근 디지털 기술이 많은 발전을 하고 있지만 기본적인 지식과 숙련을 하지 않은 채 디지털에 접근하면 임상과 기공에서 좋은 결과를 낼 수 없다고 생각한다. 이 책이 의치 제작의 기본을 다지는 데 도움이 되길 바란다. 그리고 의치 제작의 성공을 위해서는 정밀한 인상과 정확한 교합 채득이 뒷받침되어야 하며, 좋은 의치를 만들고자 하는 많은 임상가들은 이 부분을 잘 알고 있어야 한다.

마지막으로 이 책이 한국에서 출판되도록 애써주신 대한나래출판사 관계자 분들과 번역 및 검토에 도움을 주신 역자 분들에게 감사의 마음을 전한다.

2019년 3월

역자를 대표하여 **노 관 태**

목차

Gravure

Part 1 : 동영상으로 배우는 임상 과정

※Part 1의 동영상은 salondedentechno(https://www.salondedentechno.com/)의 협력을 얻어 제작하였습니다.

동영상 시청

[동영상 시청]
- 본서에 나오는 QR코드를 스캔하면 동영상을 보실 수 있습니다.

[주의사항]
- 본 콘텐츠를 무단 복제 · 공적인 상영 · 공중 송신(송신 가능화 포함) · 번역 · 번안하는 것은 법률로 금지되어 있습니다.
- 이 동영상은 사전 통지 없이 내용이 변경되거나 제공이 종료될 수 있습니다.

목차

Part 2 : 총의치 제작의 근거

CLASS I

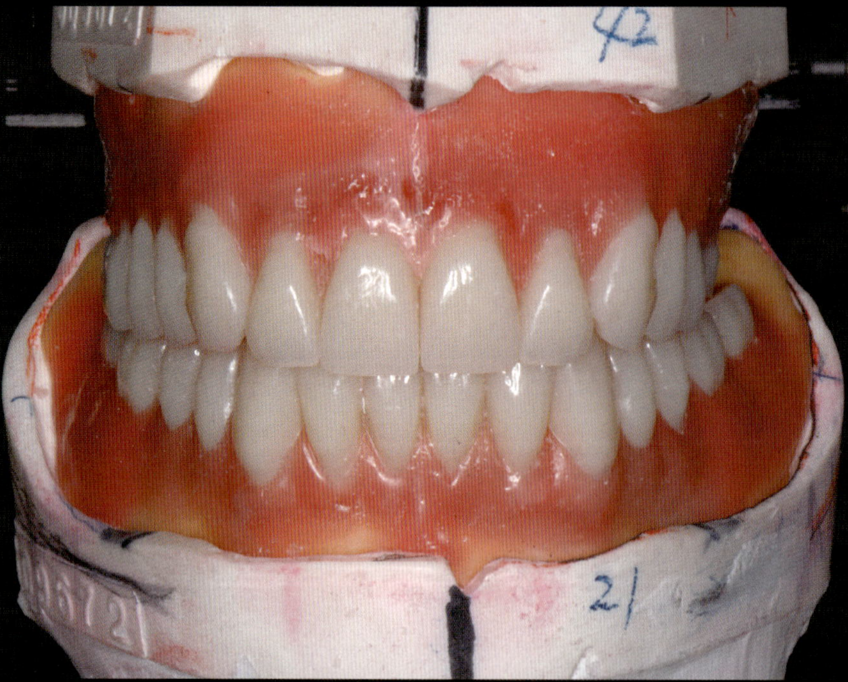

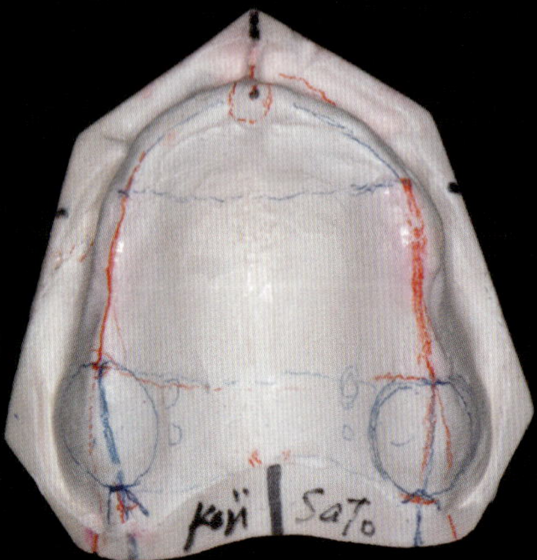

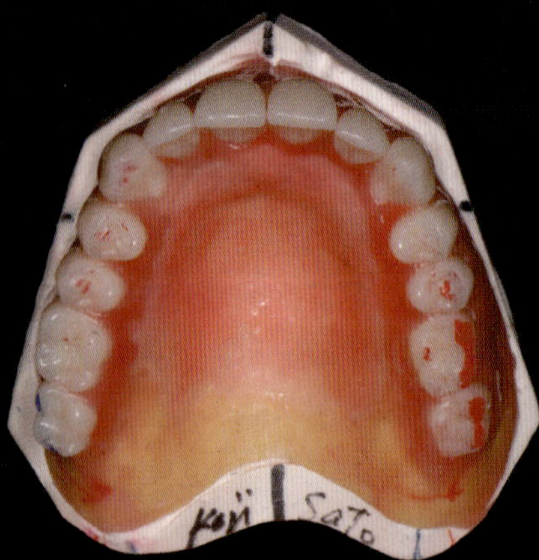

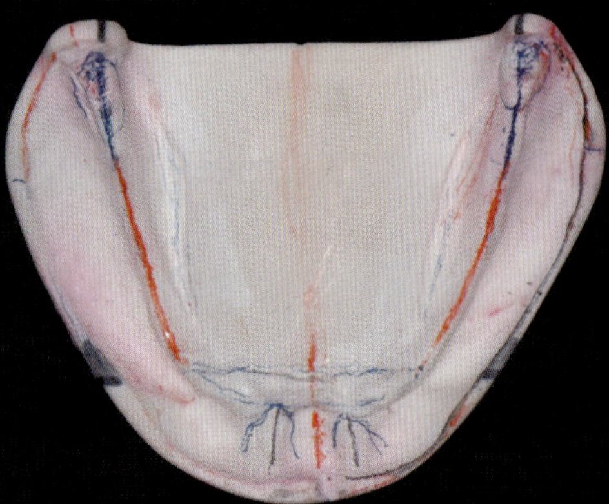

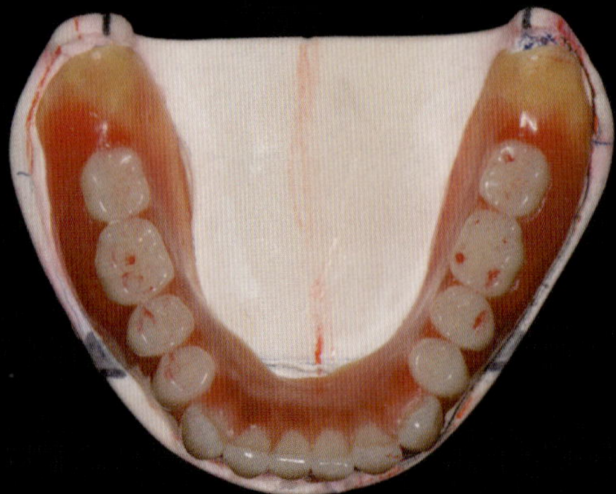

Gravure

CLASS Ⅱ

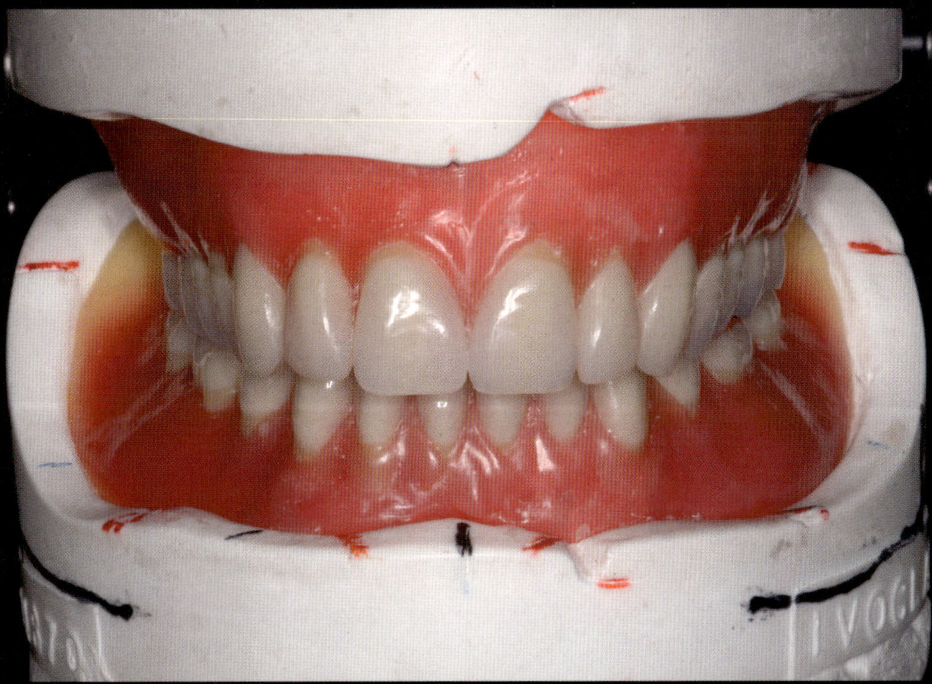

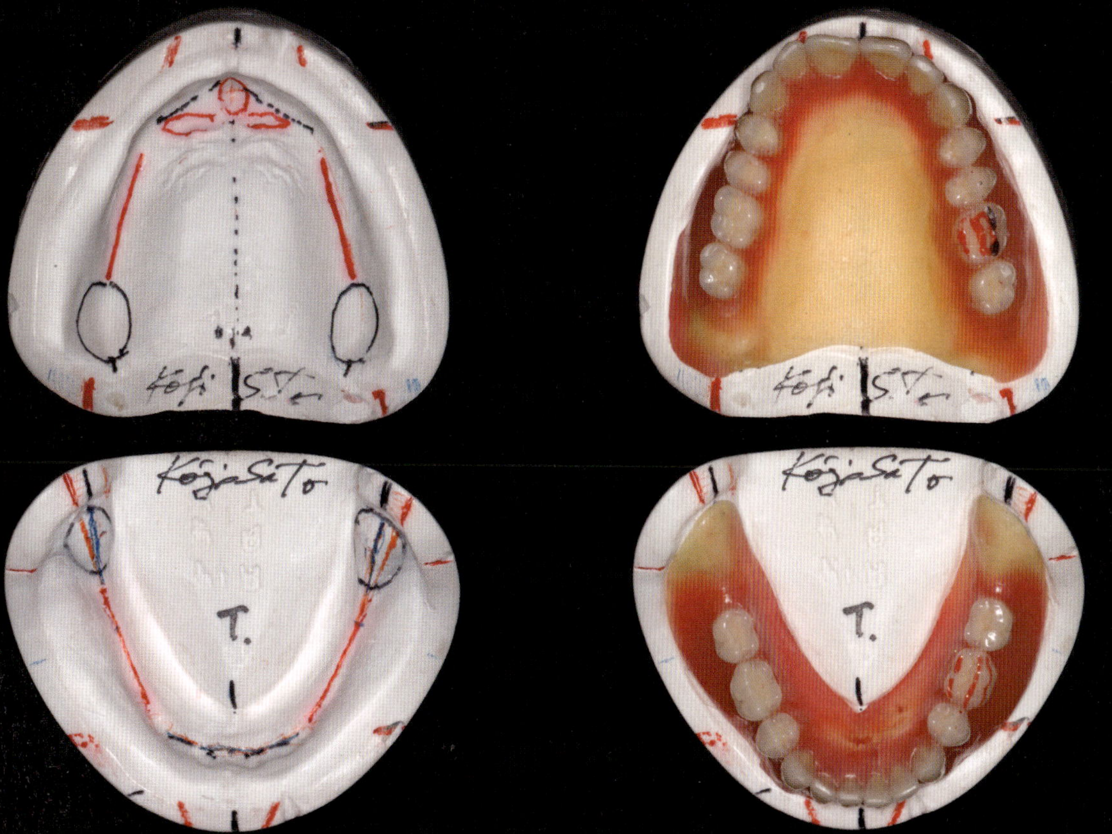

CLASS Ⅲ

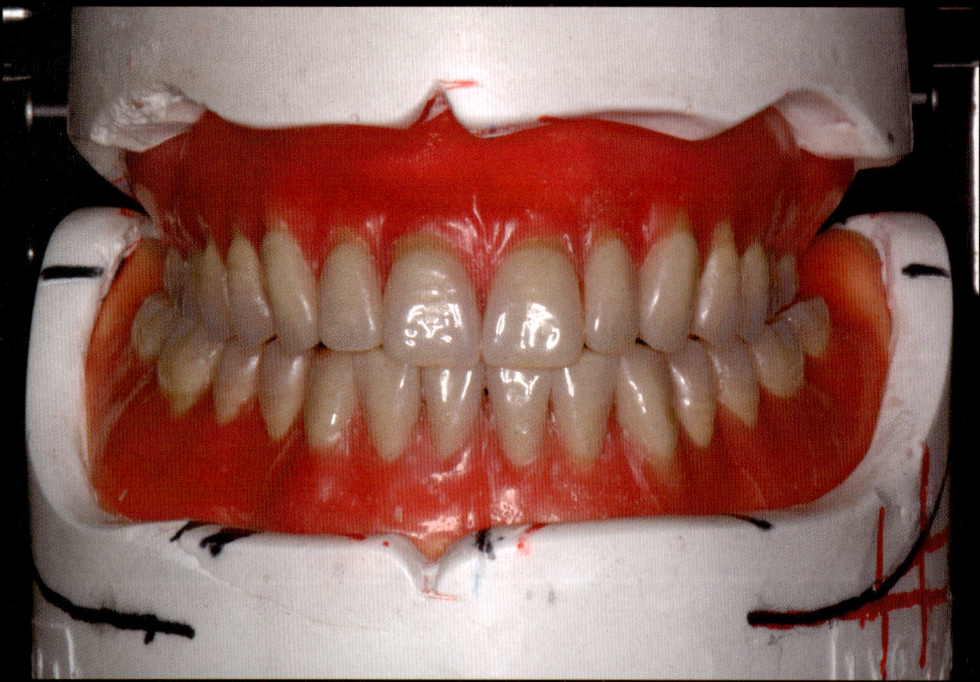

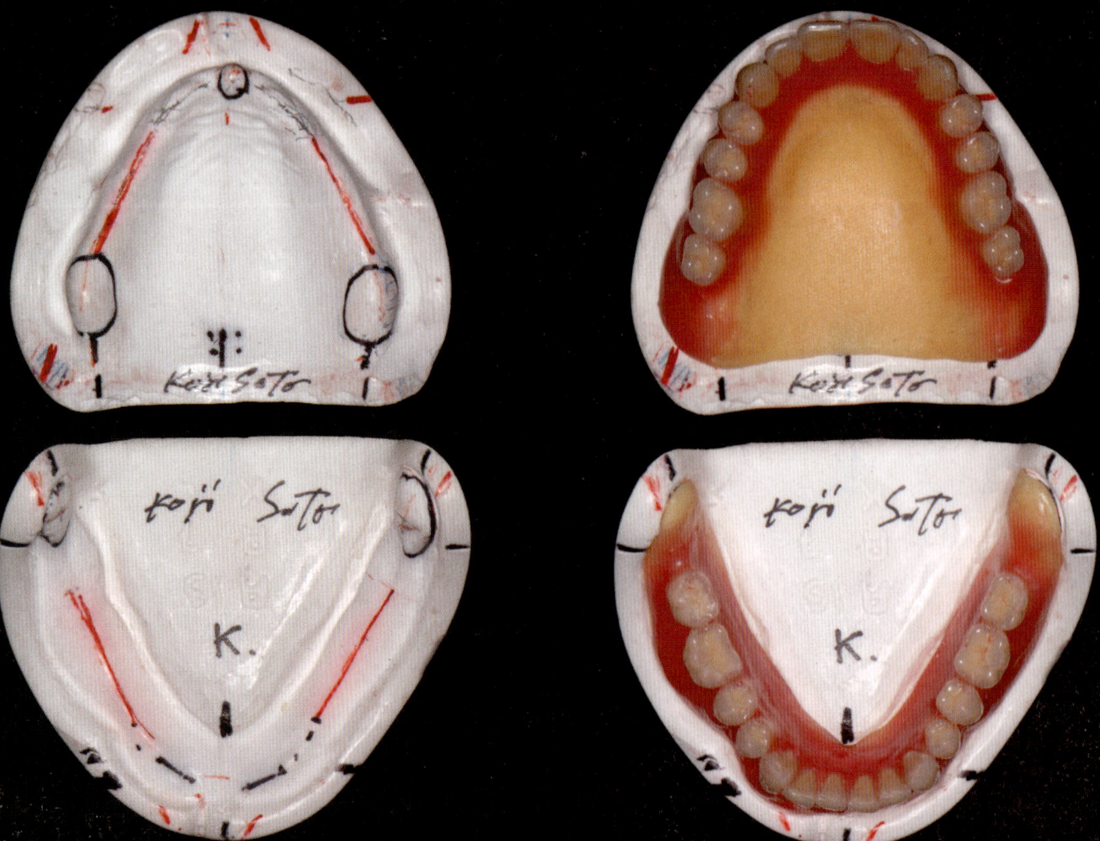

Part 1

동영상으로 배우는 임상 과정

01 개인 트레이 외형선의 묘기

동영상
트레이 외형선의 묘기
스마트폰 · 태블릿으로 동영상을 시청할 수 있습니다.

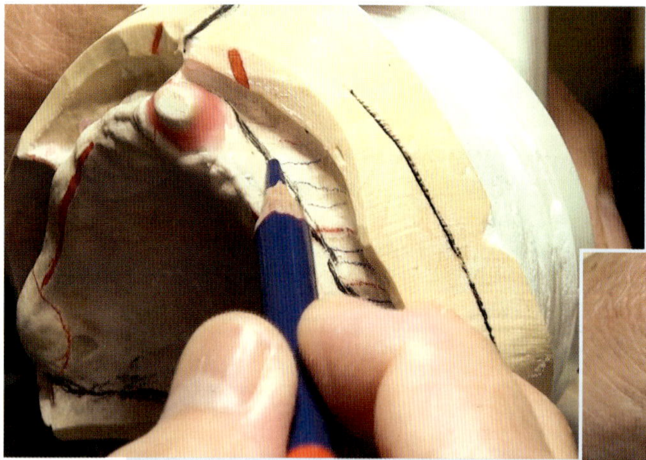

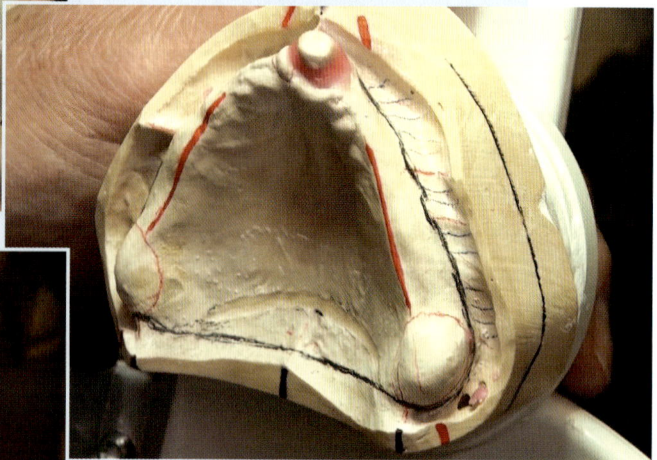

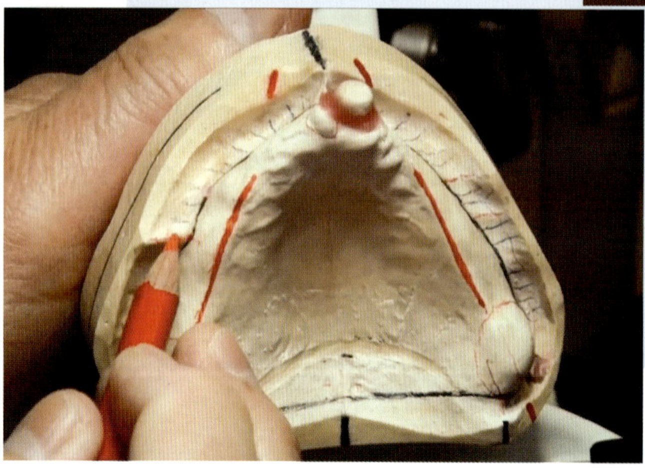

1-1-1~3. 상악에 기입한 개인 트레이 외형선. 가동 점막과 부동 점막의 경계는 협소대를 비롯한 각종 소대의 기시부로부터 판단하는 것이 좋다. 트레이의 변연은 소대의 기시부 부근은 피하도록 한다.

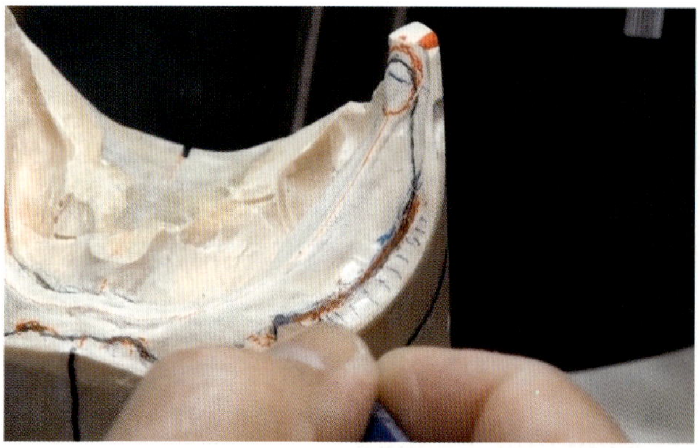

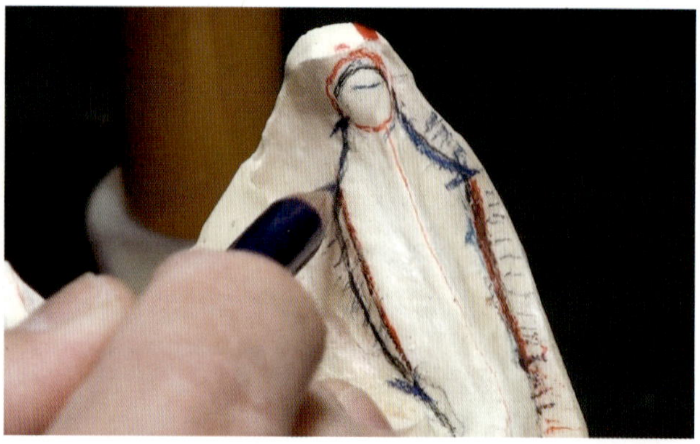

1-1-4, 5. 하악 구치부에 기입한 개인 트레이 외형선. 협측은 협붕(buccal shelf), 설측은 악설골근선(악설골근 부착부)이 가이드라인이 된다. 각 소대는 피하도록 라인을 그린다. 후방부는 후구치삼각(retromolar pad) 1/2의 위치와 협측, 설측의 가이드라인을 연결하도록 한다.

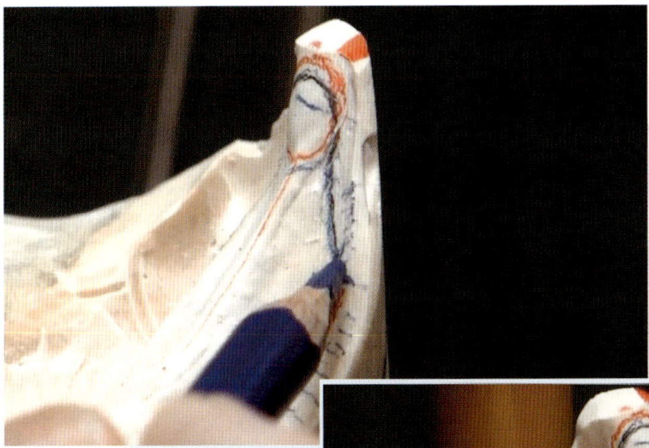

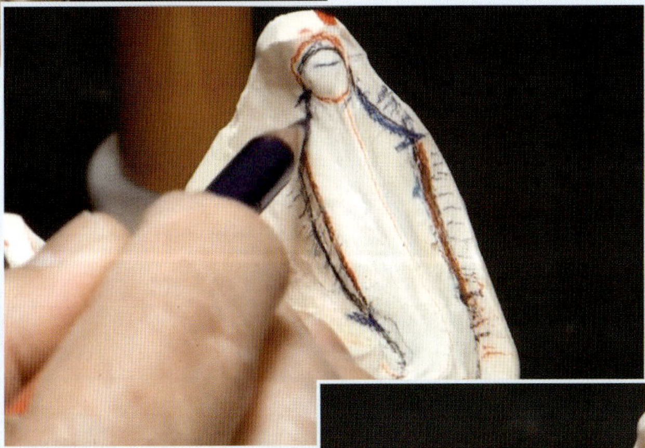

1-1-6~8. 후방의 형태는 후구치삼각 1/2과 협붕·협설골근선의 후점을 이행적으로 연결한다. 특히 협측은 교근의 영향을 받으므로 움직임을 방해하지 않는 형태가 중요하다.

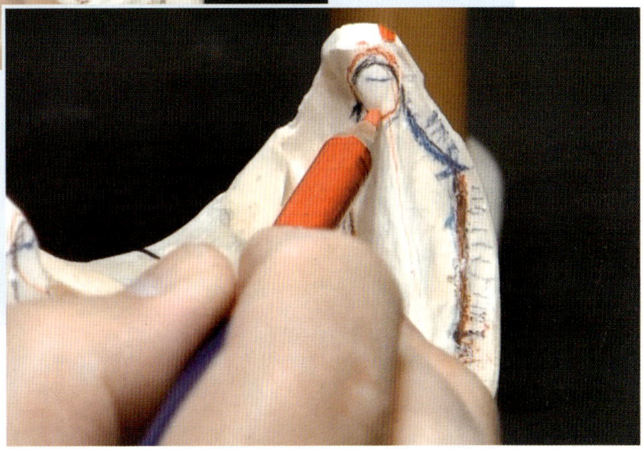

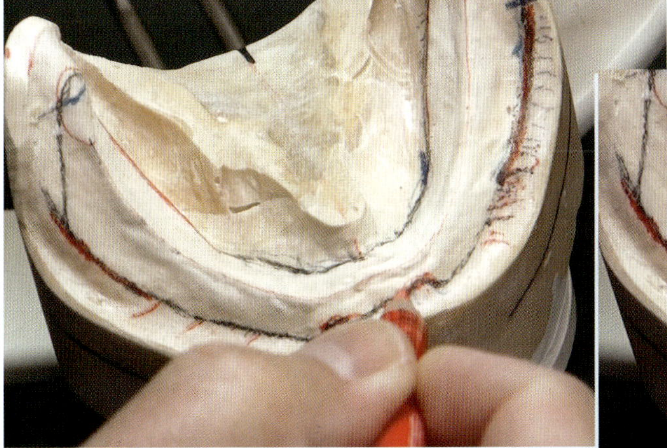

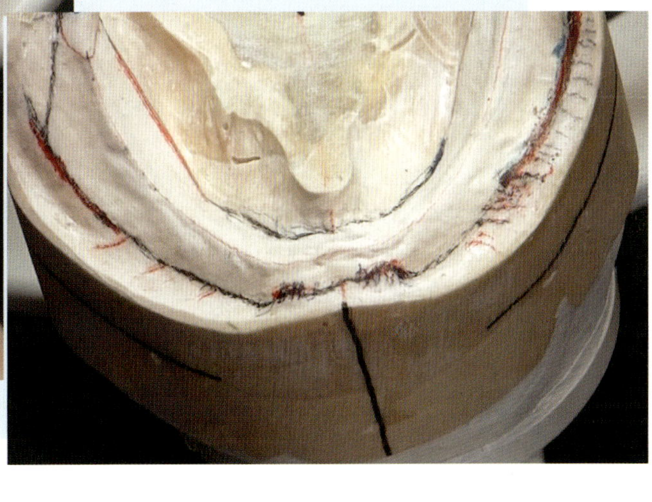

1-1-9, 10. 하악 전치부 개인 트레이 외형선. 하순 소대의 좌·우에 있는 턱끝근(mentalis muscle) 부착부 주위는 가동 점막 영역이며, 의치를 들어 올리는 힘이 생기므로 피해서 디자인한다.

02 Denture Space Core의 제작

동영상
트레이 외형선의 묘기
스마트폰 · 태블릿으로 동영상을 시청할 수 있습니다.

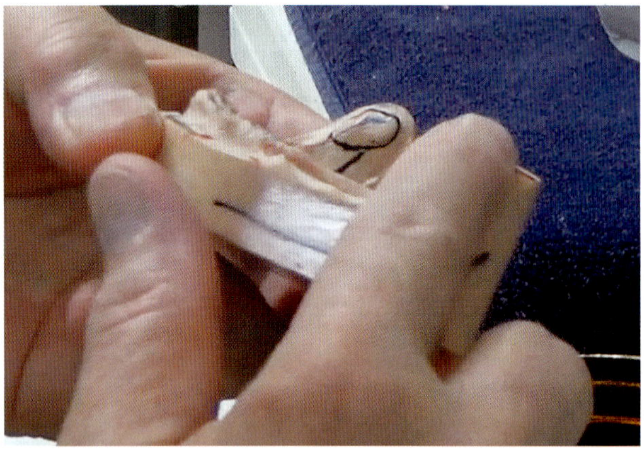

1-2-1. Denture space core 제작 시 모형에 바셀린을 도포해둔다.

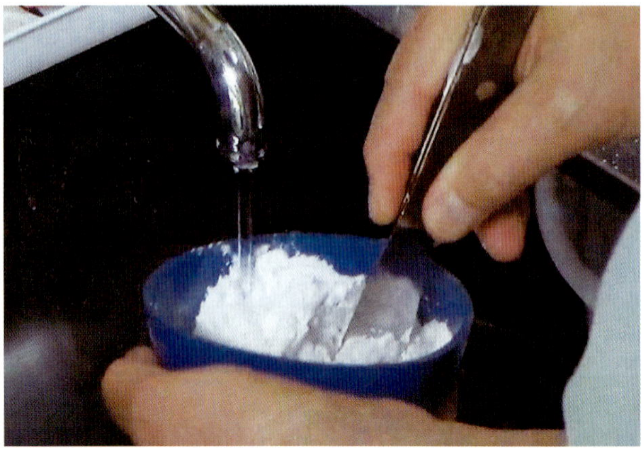

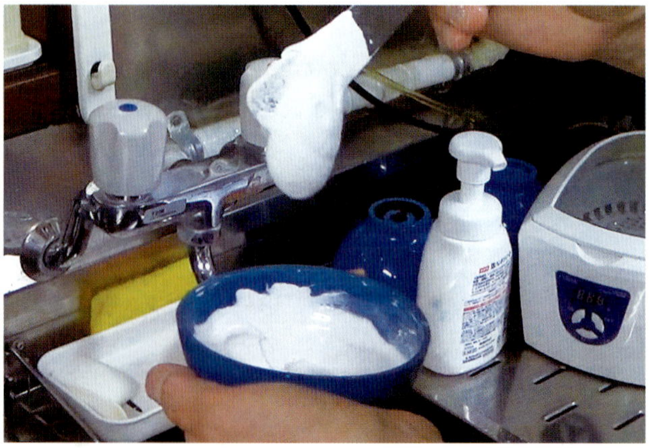

1-2-2, 3. 석고는 뻑뻑하게 갠다. 너무 묽으면 측면에 도포한 것이 흘러내린다.

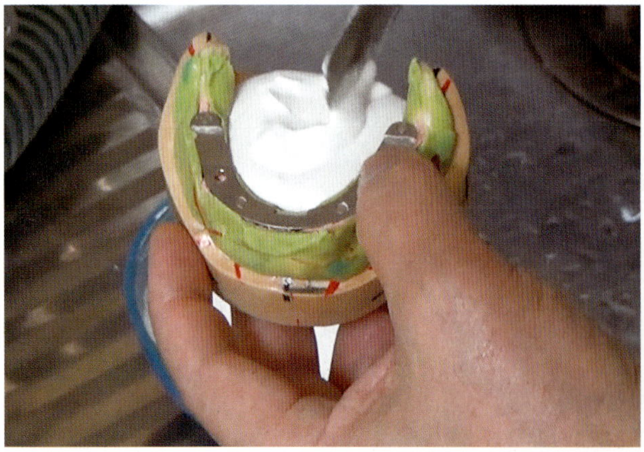

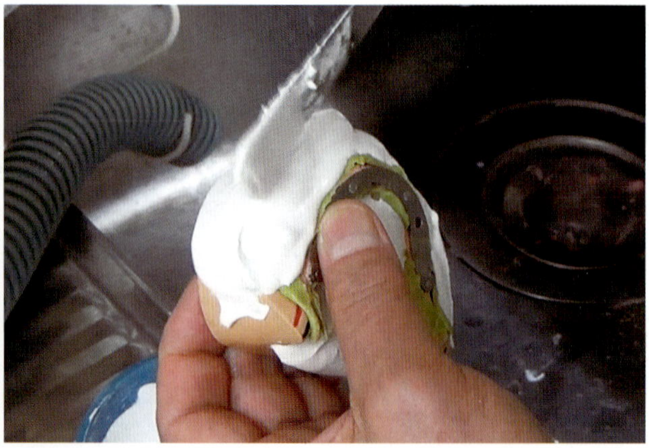

1-2-4, 5. 기능 인상체를 모형화한 후 설측, 협측의 순서로 석고를 바른다. 트리밍 할 것을 고려하여 협측은 두껍게 바른다.

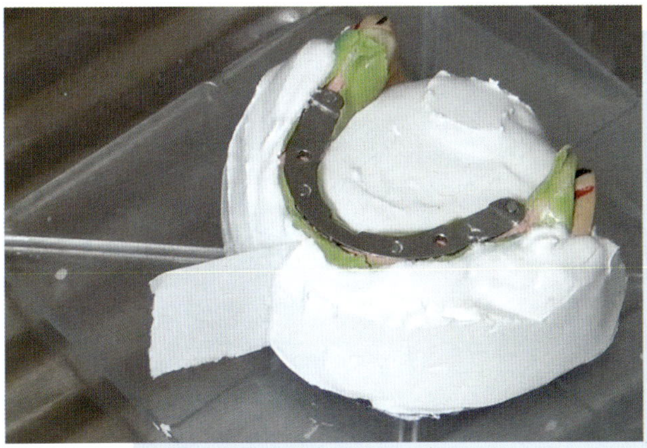

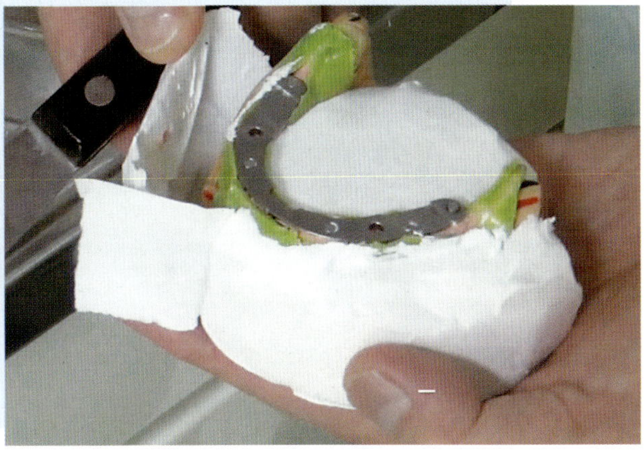

1-2-6, 7. 협측은 한 덩어리로 하면 언더컷으로 제거할 수 없게 되므로 전방부에 얇은 종이 등을 끼워 분리할 수 있도록 해둔다.

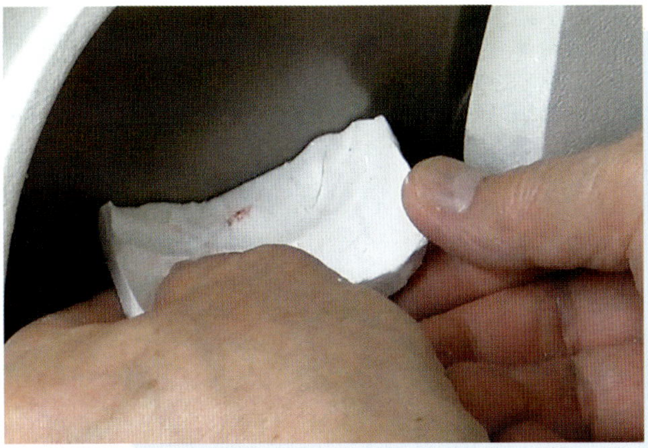

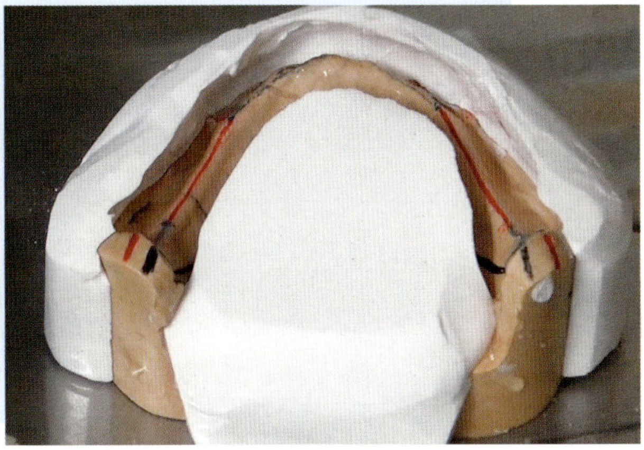

1-2-8, 9. 석고가 굳은 후 떼 내어 가볍게 트리밍한다. 트리밍 할 때는 협근 중앙섬유 등 교합 평면의 기준을 의식한다.

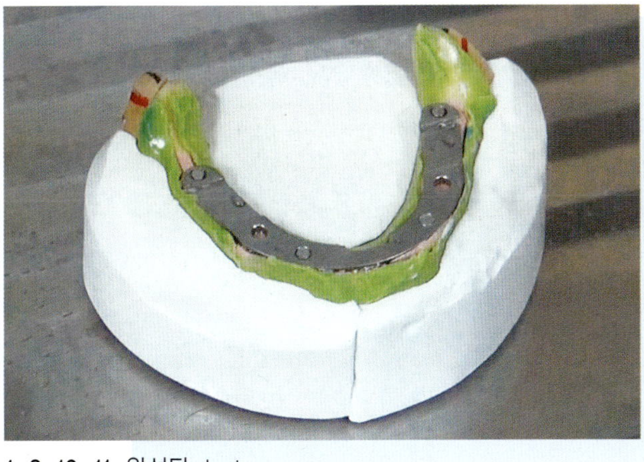

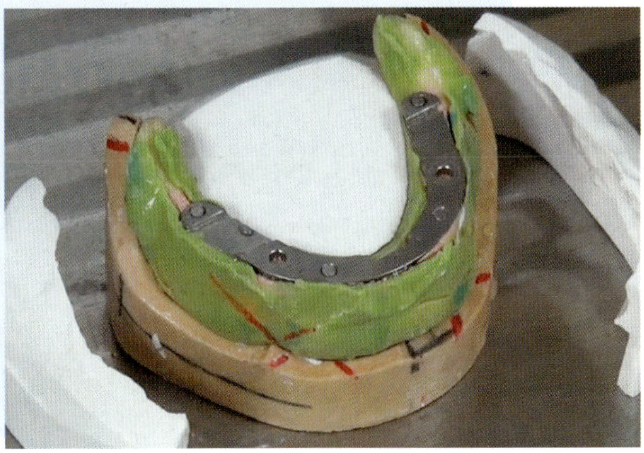

1-2-10, 11. 완성된 denture space core.

03 인상체·Denture Space Core로부터 보는 주위 조직

▶ 동영상

트레이 외형선의 묘기
스마트폰 · 태블릿으로 동영상을 시청할 수 있습니다.

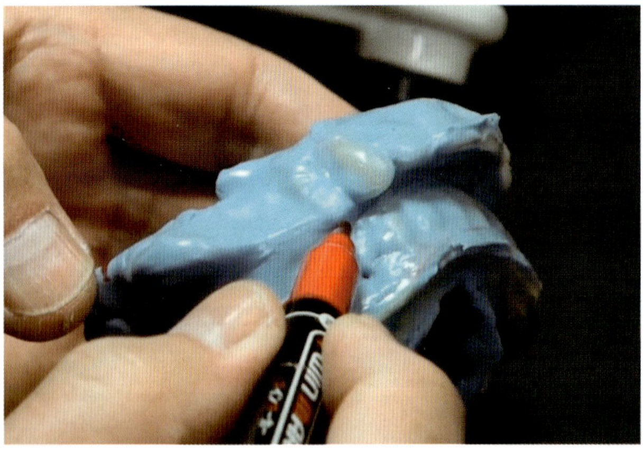

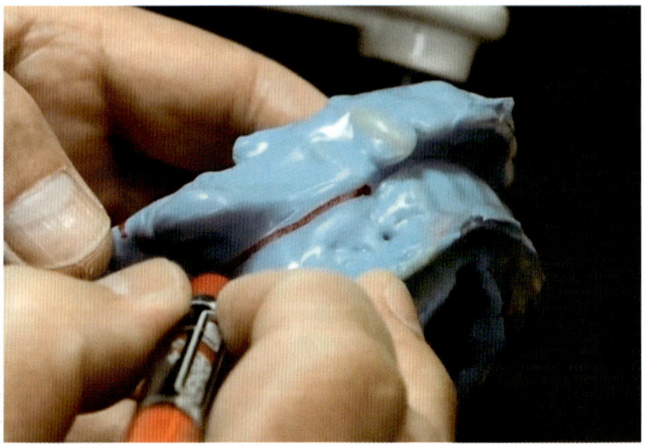

1-3-1, 2. 교합 기록에 대한 협근 중앙섬유의 인기(印記). 하악 견치의 끝과 후구치삼각의 윗선을 연결하는 패임은 협근 중앙섬유로 추정된다. 여기가 해부학적으로 봤을 때 환자 고유의 가상 교합 평면이 된다.

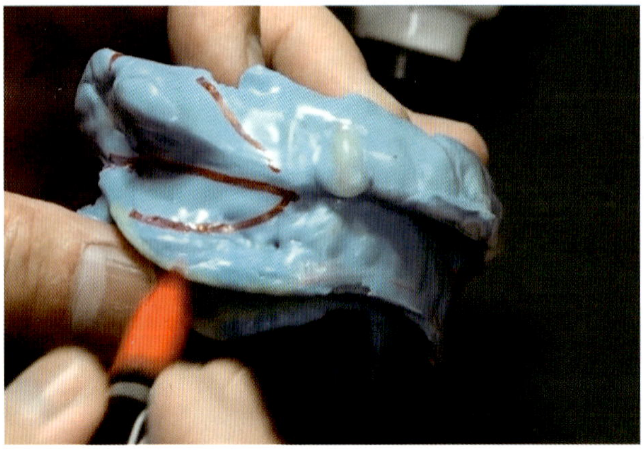

1-3-3. 협근의 상방·하방 섬유의 인기.

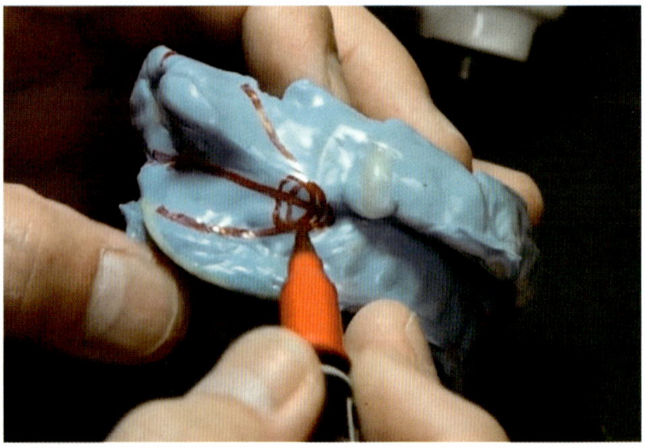

1-3-4. 볼굴대(modiolus) 부위의 인기.

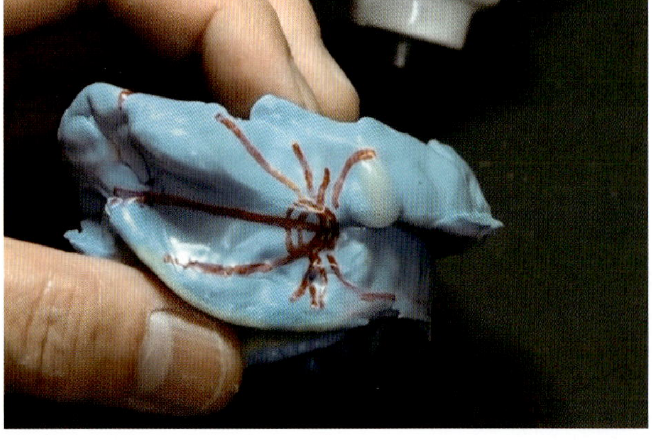

1-3-5. 볼굴대에서 기시하는 구륜근.

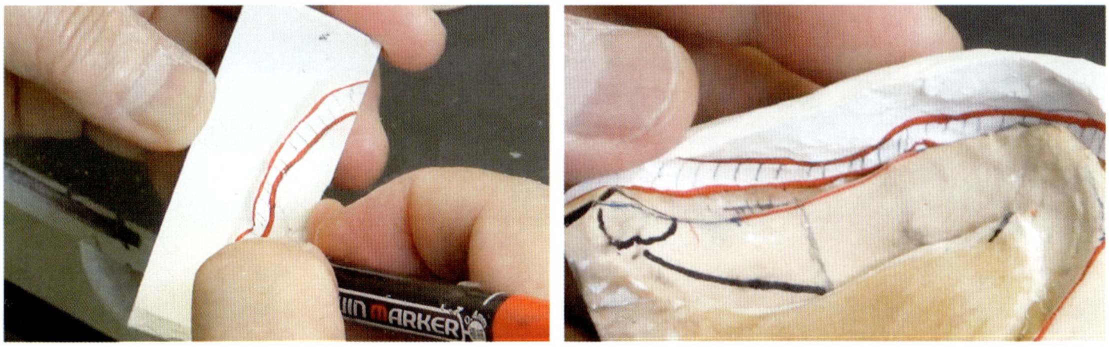

1-3-6, 7. 협측의 denture space core 기저부(치은협 이행부)와 그 위를 주행하는 요부(凹部) 사이는 의치를 움켜쥐는(grip) 영역이며 생리적 안정을 위해 중요하다. 위의 선은 협점막이 의치를 누르고 있는 부분과 압박이 없어 인상재가 자유로운 부분의 경계다.

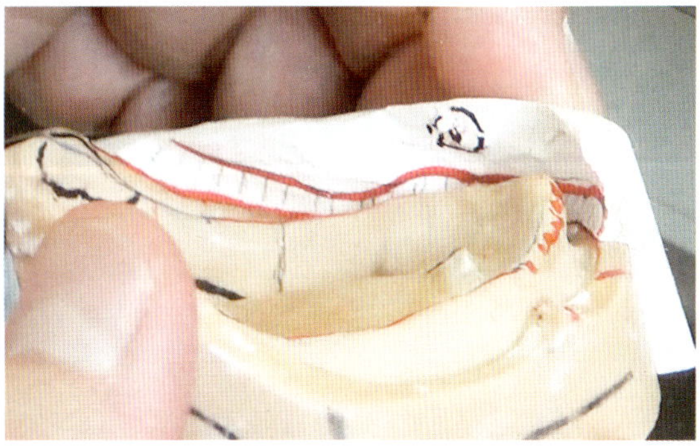

1-3-8. 전치부에서는 하악 절치의 순설적 기울기가 denture space에 들어가 있는지를 확인할 수 있어 배열 시의 참고 정보가 된다.

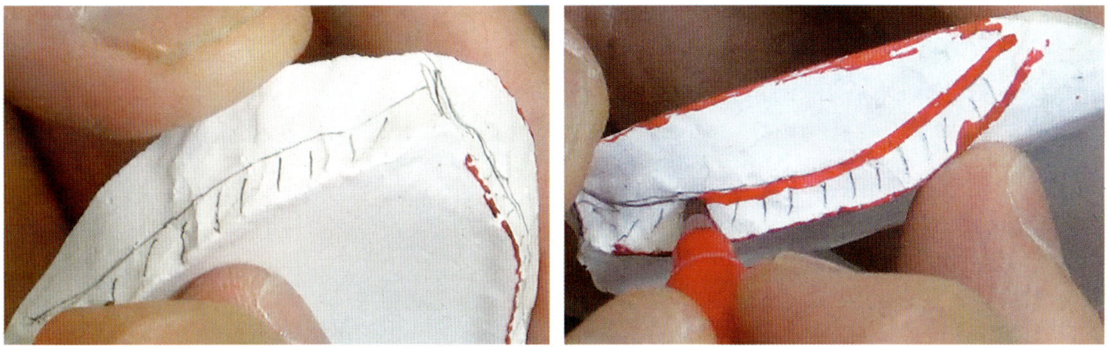

1-3-9, 10. 설측의 denture space core도 마찬가지로 기저부(구강저)와 그 위를 주행하는 오목한 선에 라인을 넣는다. 이것으로부터 혀가 들어갈 위치를 추정할 수 있다.

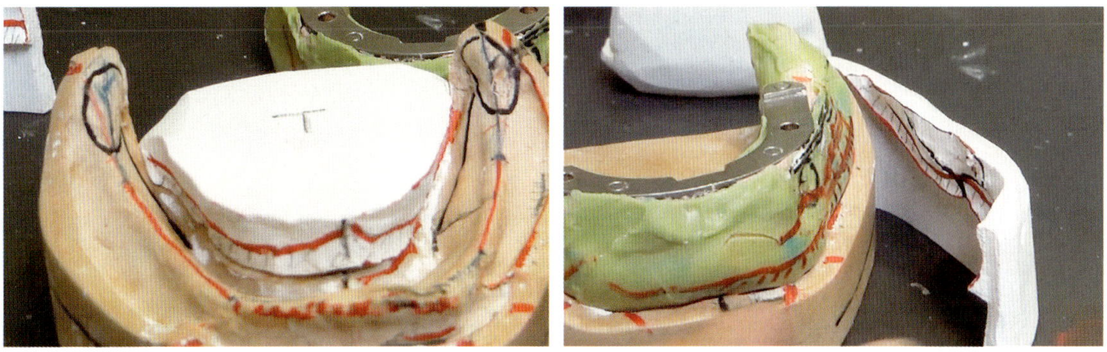

1-3-11, 12. 각종 기준을 기입한 후의 협설측 denture space core.

04 상악 인공치의 배열 기준

동영상
트레이 외형선의 묘기
스마트폰 · 태블릿으로 동영상을 시청할 수 있습니다.

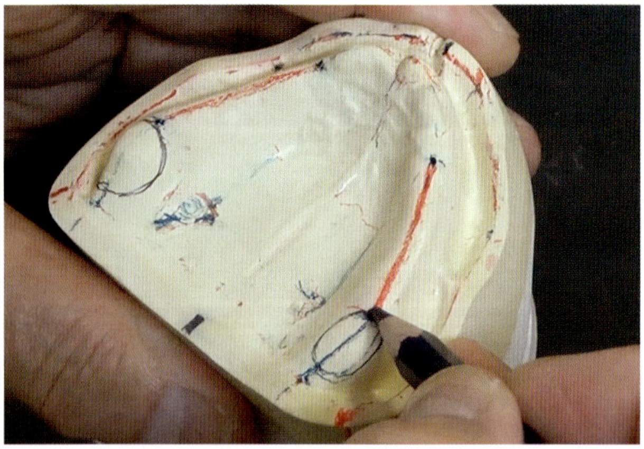
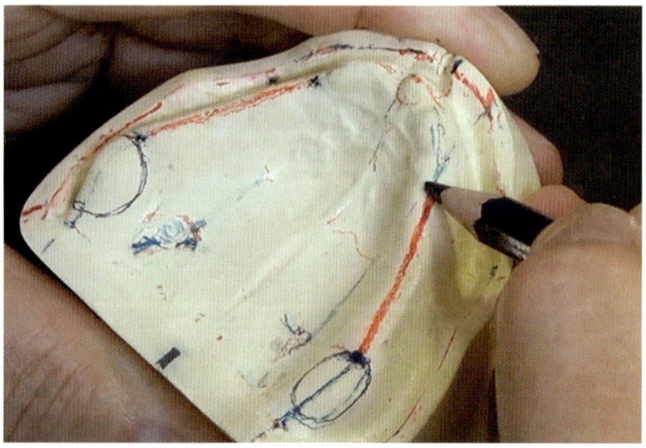

1-4-1, 2. 상악 구치 배열 위치의 가이드라인(빨간 선). 후방 기준점은 상악결절과 치조정선의 접점, 전방 기준점은 치조정선의 각도가 바뀌는 부위다.

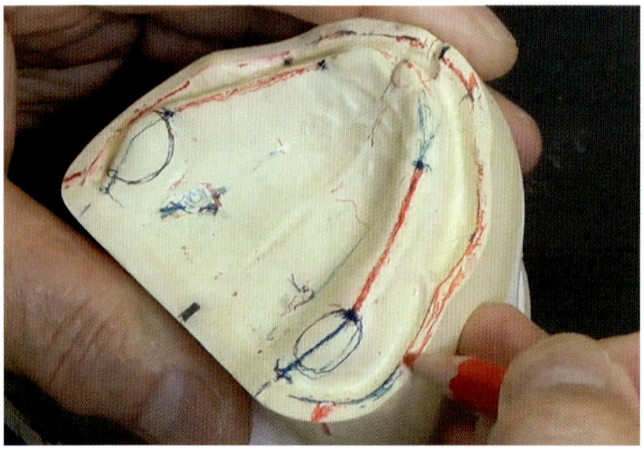
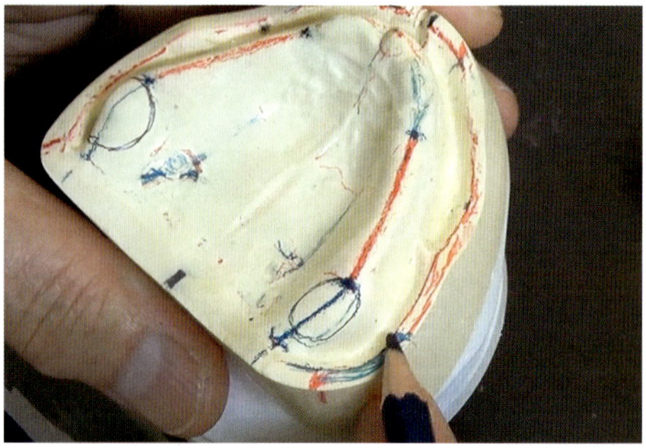

1-4-3, 4. 모형의 측벽은 치조정선(상악결절과 익돌하악봉선을 연결하는 선도 포함)과 평행하게 트리밍 해두면 협측의 근육(교근 등)과의 관계를 알기 쉽다. 빨간 선의 위치에서는 근육이 치열(치조정선)과 거의 평행하게 주행하므로 의치상의 grip을 기대할 수 있지만, 후방의 파란 선은 곡선을 그리고 있어 근육에 의한 영향을 받기 쉽다고 생각되므로 인공치의 배열은 피한다.

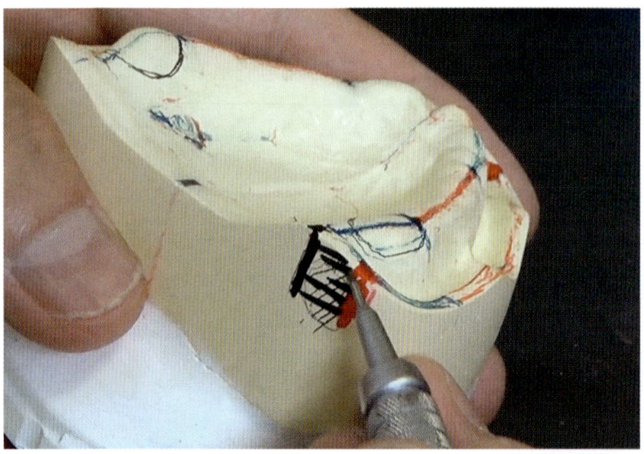

1-4-5. 치조정의 연장선(빨강)과 상악결절의 연장선(검정)의 폭이 넓을수록 의치의 grip 효과는 크게 기대할 수 있다.

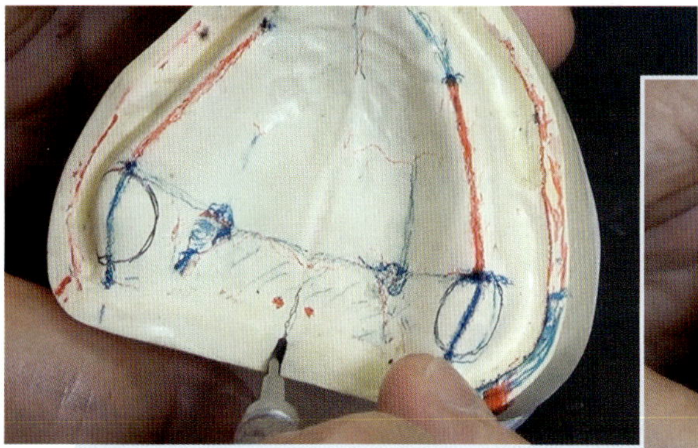

1-4-6, 7. 상악의 정중선은 구개 소와의 중점과 절치 유두정을 연결한 선이 가이드라인이 된다.

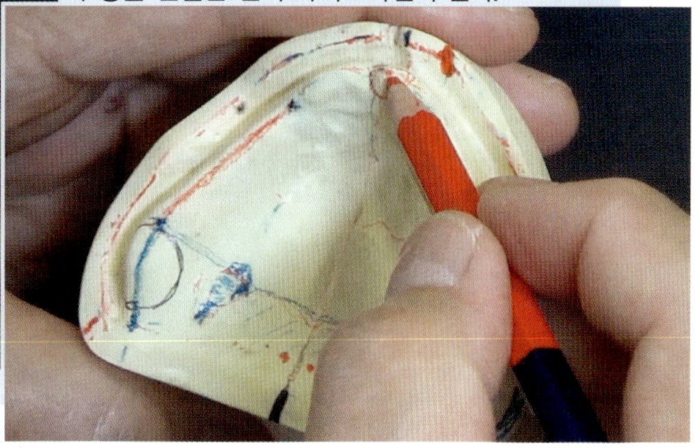

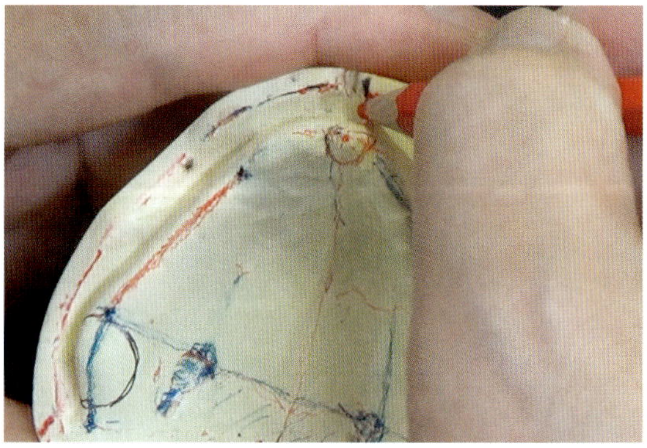

1-4-8. 증례에 따라서는 절치 유두가 치조제의 흡수에 따라 좌·우로 이동하고 있는 증례도 있으므로 상순 소대도 기준으로서 도입하면 정밀도가 높아진다.

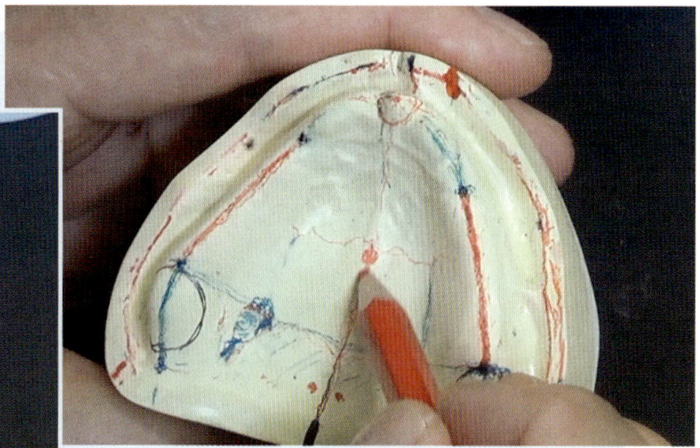

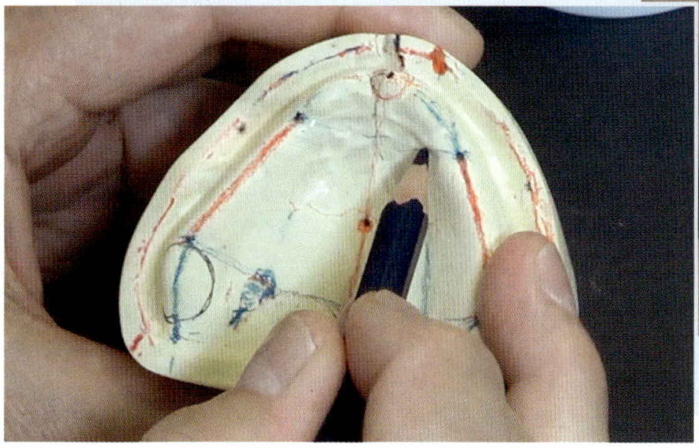

1-4-9, 10. 정중 구개봉선과 구개추벽 최후단의 교점은 정중선으로부터의 어긋남이 적으므로 정중이 의심되는 경우는 기준으로 사용하면 좋다.

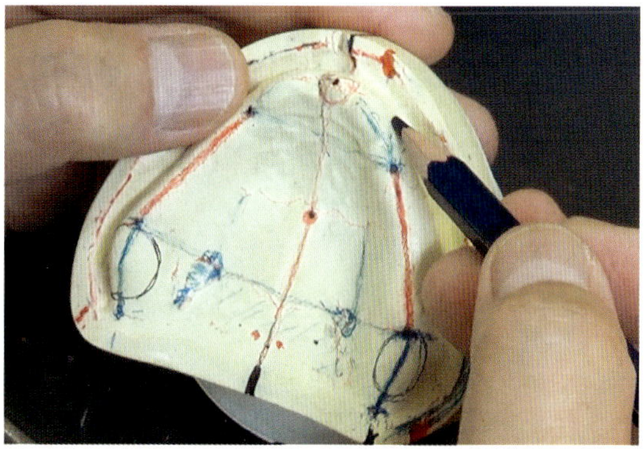

1-4-11. 전치의 배열 위치는 중절치의 기저결절과 절치 유두정이 일치하는 위치, 견치는 구치 배열 기준선(빨간 선)의 전단이 기준이 된다. 측절치는 치조제의 형태에 맞추어 배열하면 기능적으로 조화된다.

05 하악 인공치의 배열 기준

동영상
트레이 외형선의 묘기
스마트폰 · 태블릿으로 동영상을 시청할 수 있습니다.

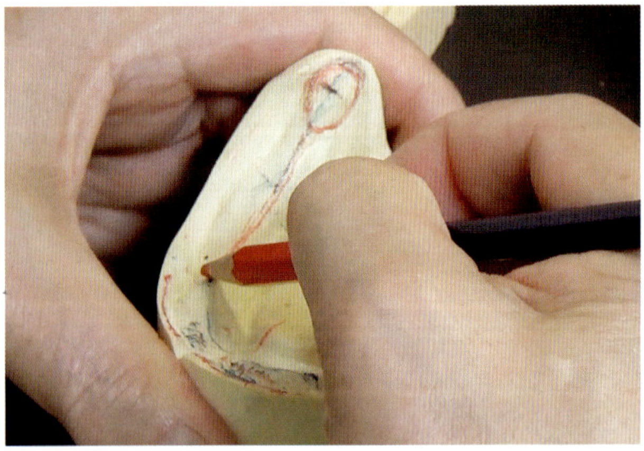
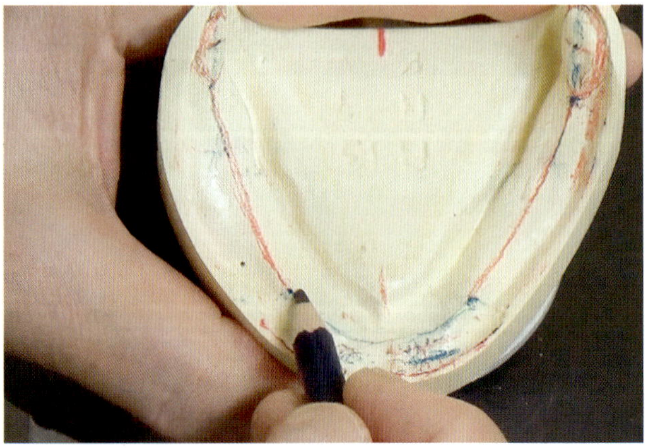

1-5-1, 2. 하악 구치 배열 위치의 가이드라인(빨간 선). 상악과 마찬가지로 전방 기준점은 치조정선의 각도가 바뀌는 부위, 후방 기준점은 후구치삼각과 치조정선의 접점이다. 이보다 전방부가 전치부 배열 위치의 기준이 된다.

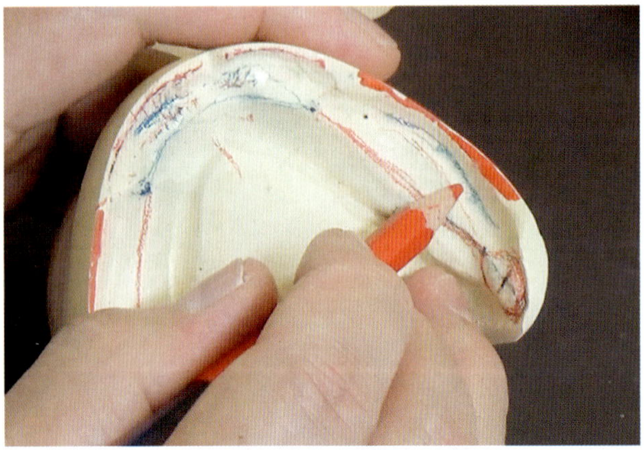
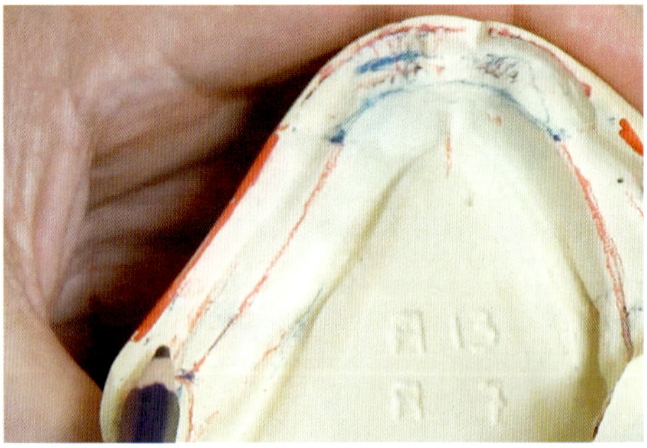

1-5-3, 4. 하악에 있어서는 치조정이 아니라 협붕의 변연이 협측 근육의 주행과 평행하게 된다. 이 증례에서는 좌·우에서 그 형태가 다른 것을 확인할 수 있다. 하악은 상악과 비교하여 치조골 흡수에 의한 협설적인 치조제의 변화가 크므로 교근과 연동하는 협붕의 형태는 인공치 배열에 있어서 중요한 지표가 된다.

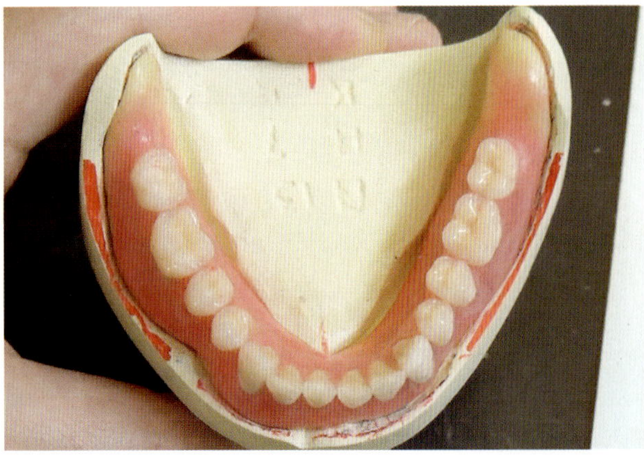

1-5-5. 배열 후의 상태. 상연의 형태나 인공치의 협설적인 위치, 치축에 좌·우 차가 나타난다. 협측의 공간이 적은 좌측에서는 상이 떠오르는 부분에서의 협측근군과의 간섭을 피하기 위해 치축을 약간 설측으로 기울여 배열하고 있다.

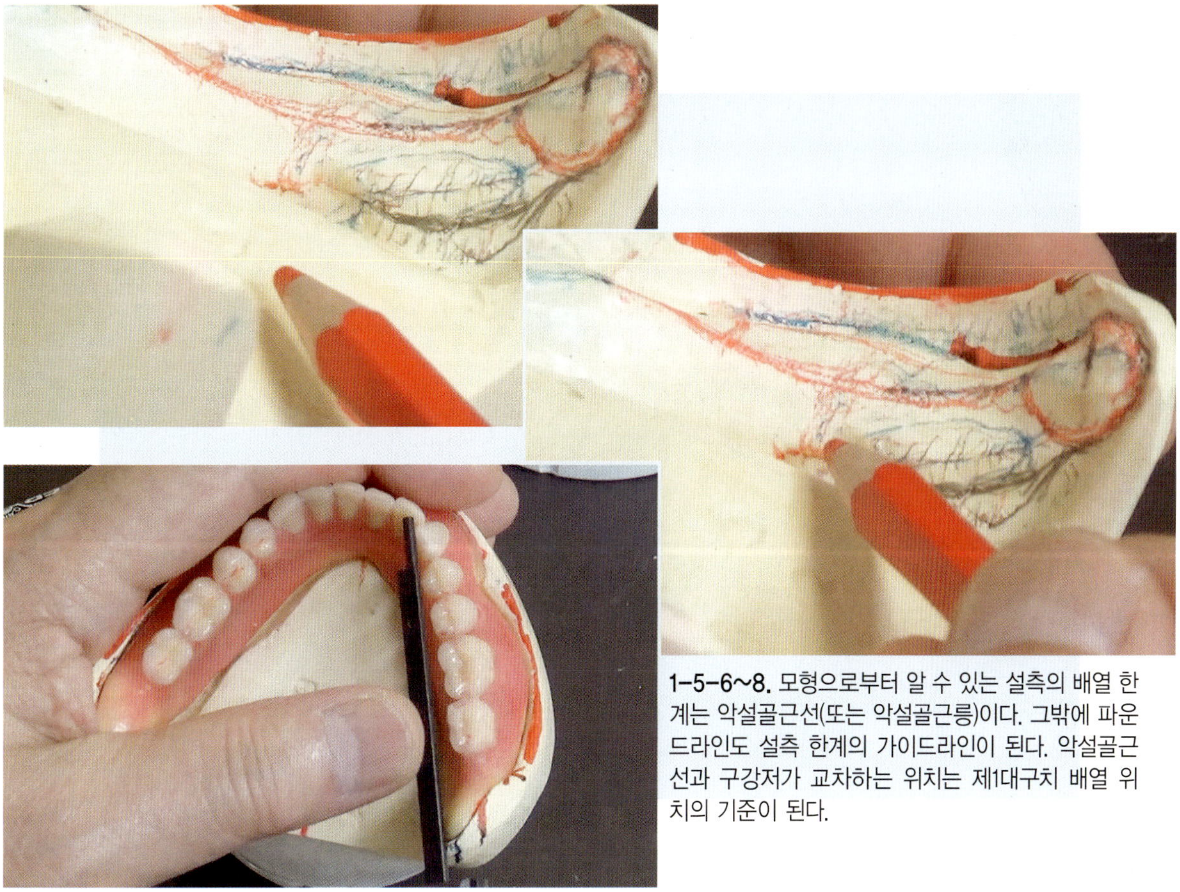

1-5-6~8. 모형으로부터 알 수 있는 설측의 배열 한계는 악설골근선(또는 악설골근릉)이다. 그밖에 파운드라인도 설측 한계의 가이드라인이 된다. 악설골근선과 구강저가 교차하는 위치는 제1대구치 배열 위치의 기준이 된다.

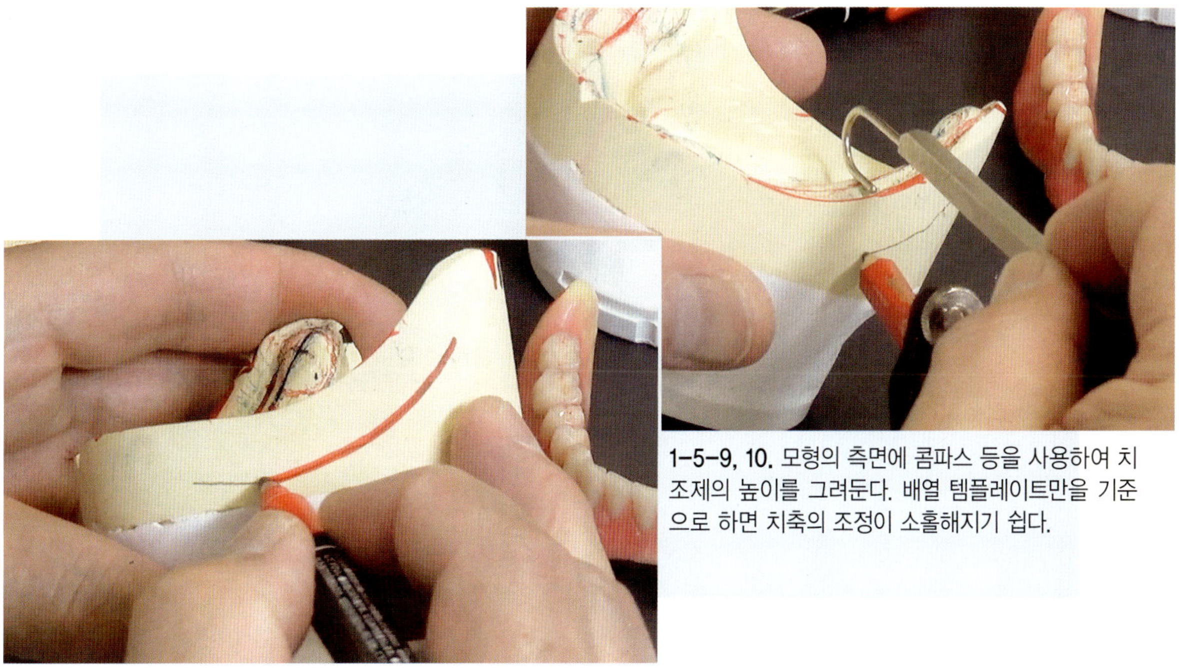

1-5-9, 10. 모형의 측면에 콤파스 등을 사용하여 치조제의 높이를 그려둔다. 배열 템플레이트만을 기준으로 하면 치축의 조정이 소홀해지기 쉽다.

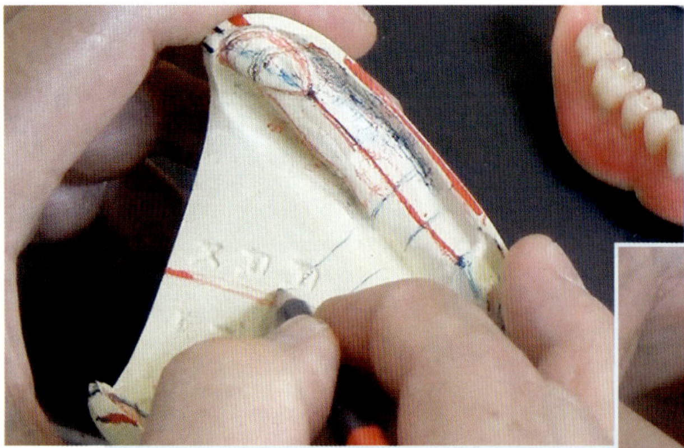

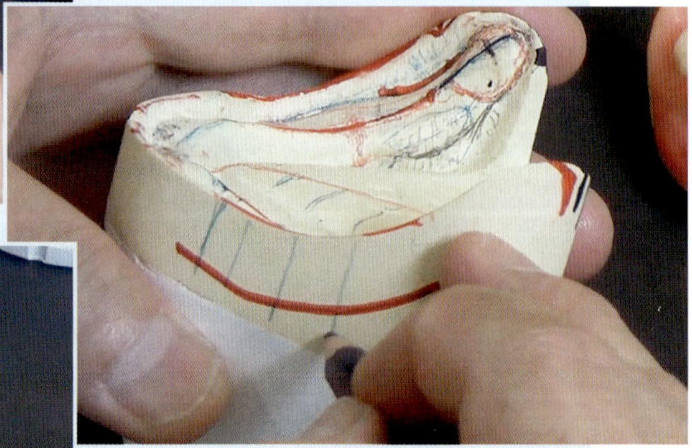

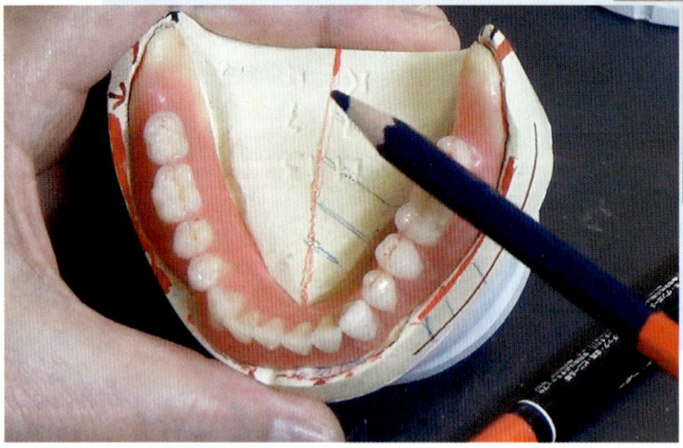

1-5-11~13. 치조정과 직행하는 방향으로 모형의 설부 및 측벽으로 선을 그어둔다. 그렇게 함으로써 치축의 어긋남을 협설적·근원심적으로 확인할 수 있다.

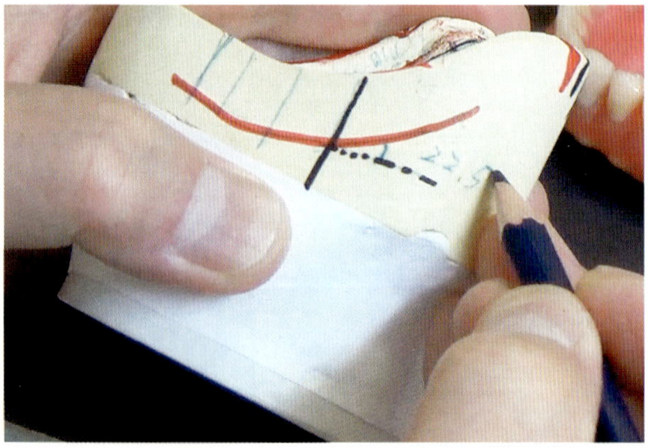

1-5-14. 후방부의 치조제 경사가 급한 부분(22.5° 이상이 기준)에는 인공치를 배열하지 않거나 교합 접촉을 피한다.

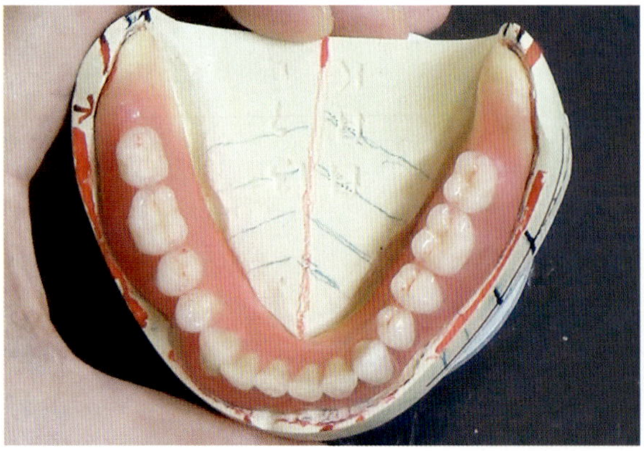

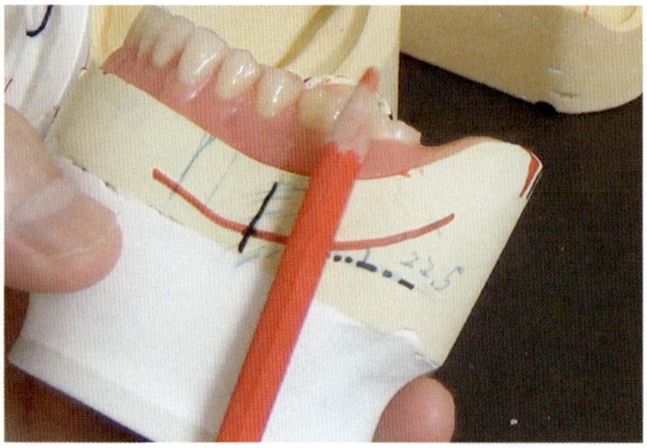

1-5-15, 16. 배열 후는 기입한 기준선을 바탕으로 협설적, 근원심적인 치축이 역학적으로 조화될 수 있는지를 확인한다.

06 배열 템플레이트의 설정

동영상

트레이 외형선의 묘기
스마트폰 · 태블릿으로 동영상을 시청할 수 있습니다.

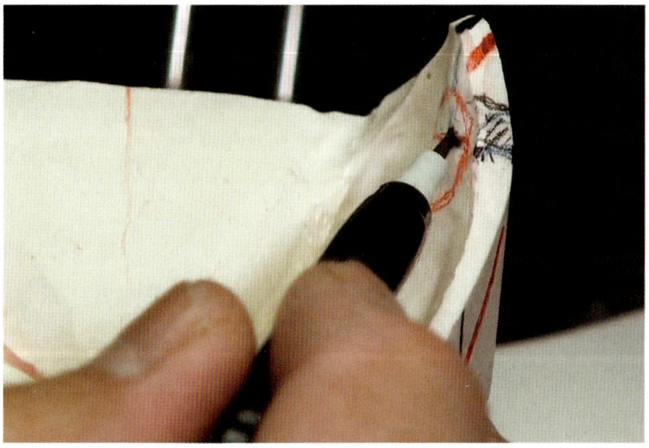

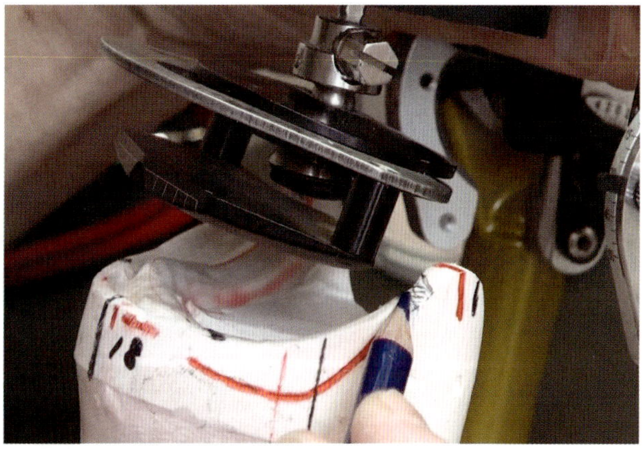

1-6-1, 2. 배열 템플레이트의 후방 설정 기준은 후구치삼각의 1/2~상연을 기준으로 한다(검정색 빗금 친 부분).

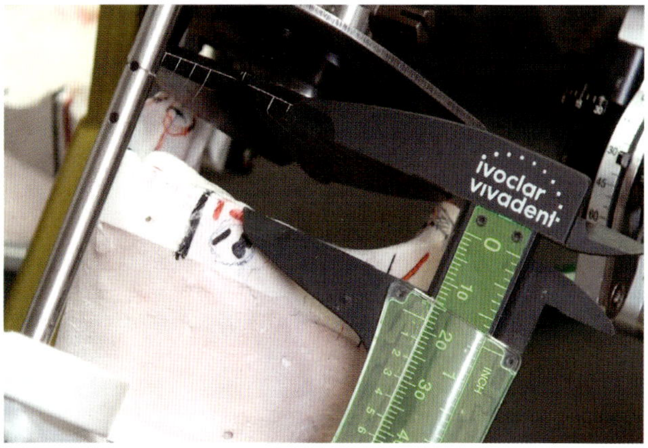

1-6-3. 마찬가지로 전방의 설정 기준은 교합 고경의 1/2(견치 첨두의 위치)이다. 본 모형에서는 악간 거리가 36mm였으므로 하악 전치부의 절연 위치를 순측 치은협 이행부에서 18mm를 기준으로 계측·설정했다.

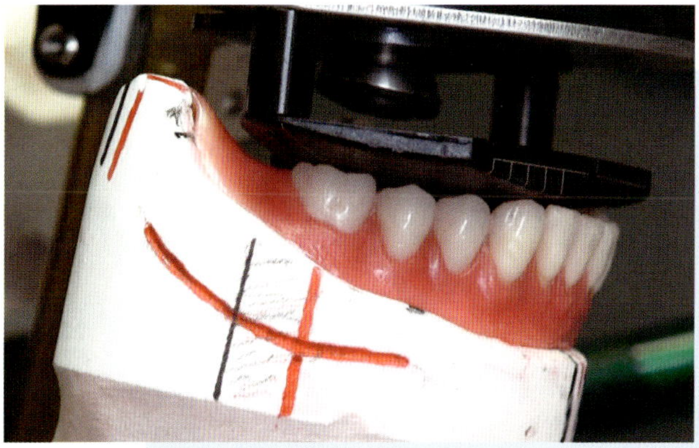

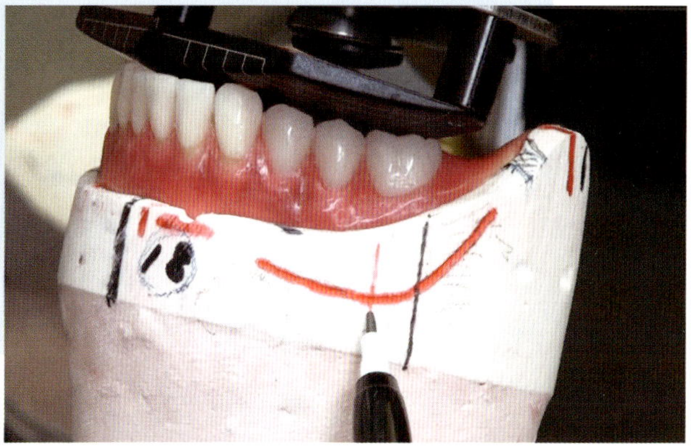

1-6-4, 5. 배열 후의 상태. 템플레이트에 따라 배열하는 것으로 스피 만곡(curve of Spee)과 윌슨 만곡(curve of Wilson)이 재현된다. 또한 치조제 최심부 부근에 제1대구치를 배열하여 후방의 치조제 경사가 큰 부분(검은 선보다 후방)에는 인공치를 배열하지 않거나, 의치상의 안정을 고려하여 교합 접촉을 피하는 것이 바람직하다.

07 전치부 인공치의 배열 기준

동영상

트레이 외형선의 묘기

스마트폰 · 태블릿으로 동영상을 시청할 수 있습니다.

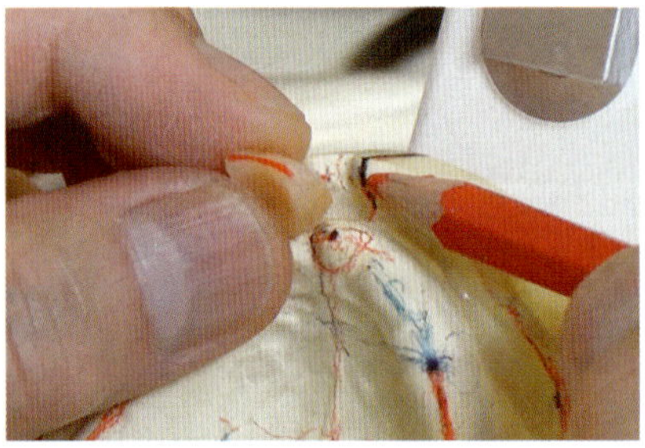

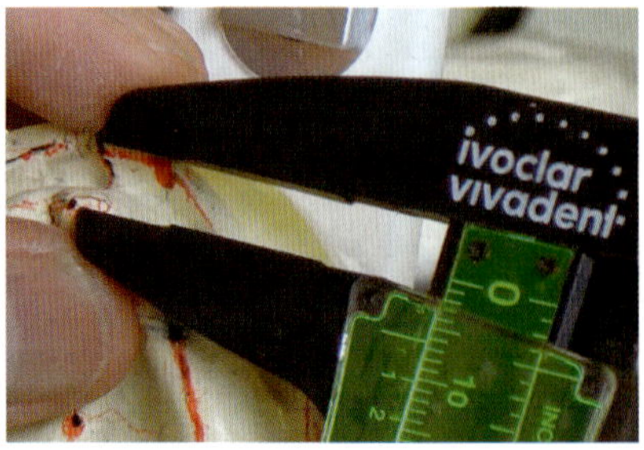

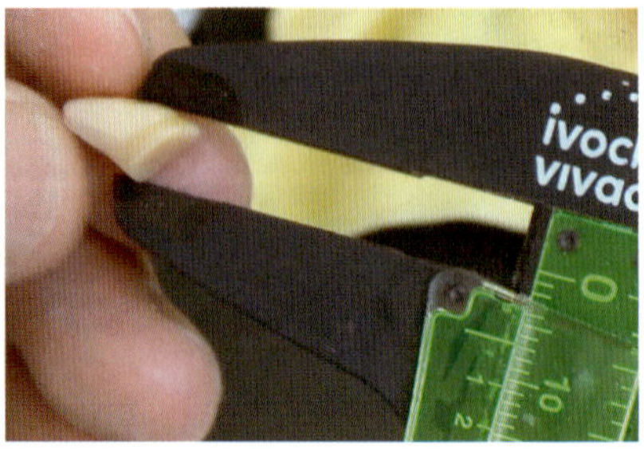

1-7-1. 상악 중절치는 절치 유두정과 인공치 기저결절을 일치시킨다. 이렇게 하면 순측의 근군과의 조화를 얻을 수 있다.

1-7-2, 3. 더욱 근거를 찾는다면 절치 유두정~치은순이행부까지의 거리를 계측하여 거기에 일치하는 크기의 인공치를 선택하는 것이 좋다.

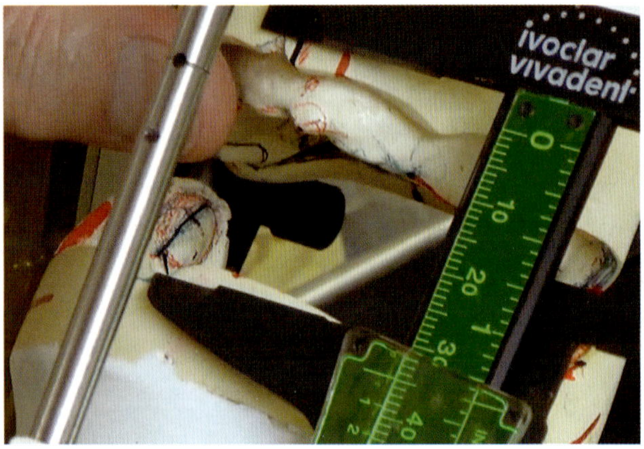

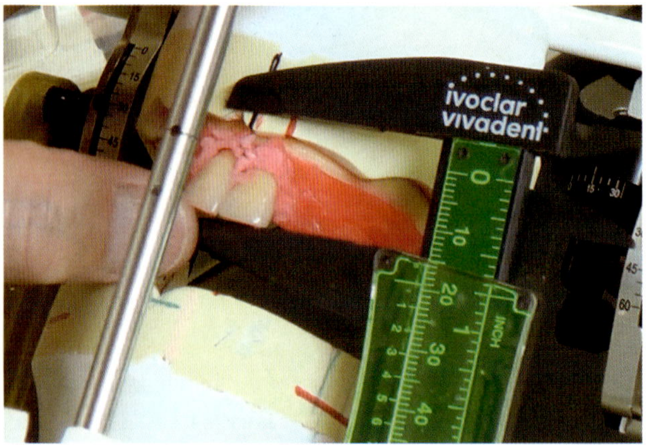

1-7-4, 5. Incisal edge position은 계측한 교합 고경의 1/2+α를 기준으로 한다. 이번 모델은 III급 경향이었으므로 피개량을 적게 하기 위해 +1mm 정도로 했다. 뒤에서 이야기하는 것처럼 하악의 incisal edge position은 고경의 1/2과 일치시키기 위해 상악에서 오버바이트의 조정을 시행할 필요가 있다.

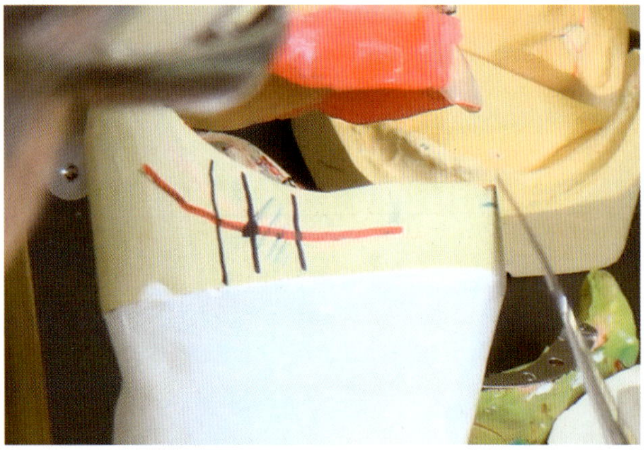

1-7-6. 순설적인 기울기는 마주보는 치은순이행부로 절연을 돌리도록 의식하여 조정한다.

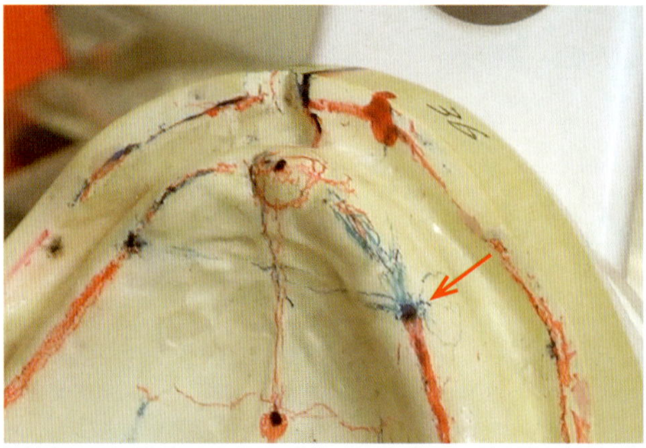

1-7-7. 견치의 배열 위치는 치조정의 방향이 완전히 바뀌는 위치(빨간 선과 파란 선의 경계)다. 측절치는 그 견치 위치와 중절치 사이에 배열하게 되는데 치조정선의 좌·우 차를 고려한다. 생리적으로 생각해도 반드시 좌·우 대칭이 좋은 것은 아니다.

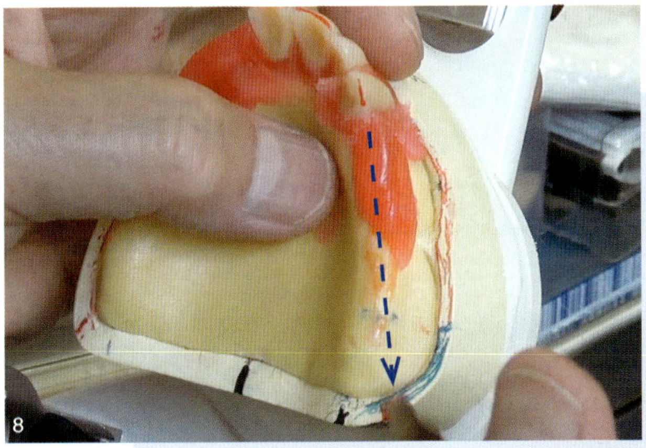

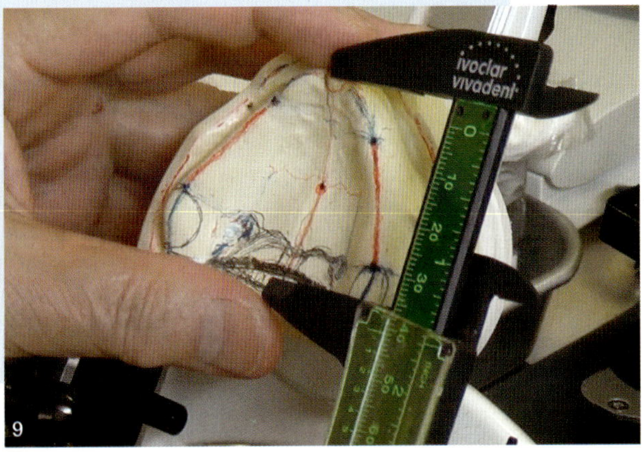

1-7-8. 견치의 치축은 원심 융선이 구치부의 치조정선(모형 후벽에 기입한 빨간 선의 연장선)으로 가도록 조정하면 좋다.
1-7-9. 치관장을 어느 정도로 할지의 기준은 절치 유두~구개소와까지의 거리가 가이드라인이 된다. 해부학적으로는 이 거리의 1/4이 치관장과 일치한다.

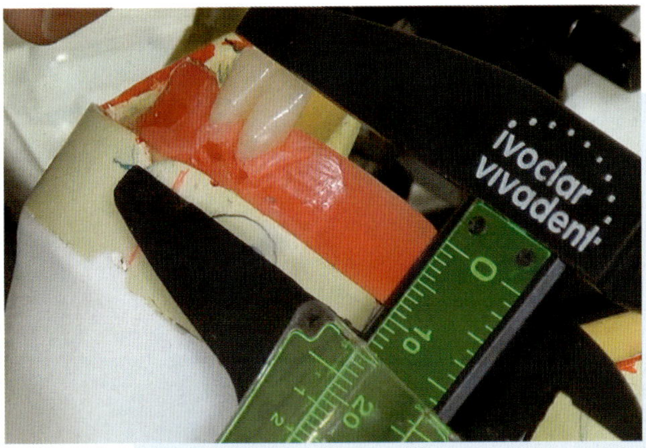

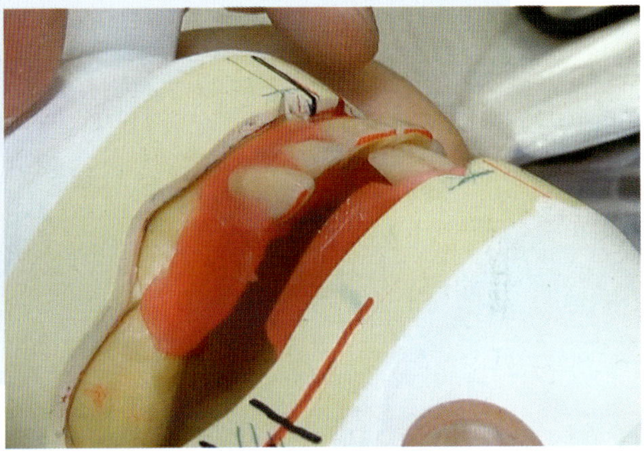

1-7-10, 11. 하악의 incisal edge position은 교합 고경의 1/2과 일치시킨다. 그 후 상악과의 오버젯 양을 조정한다.

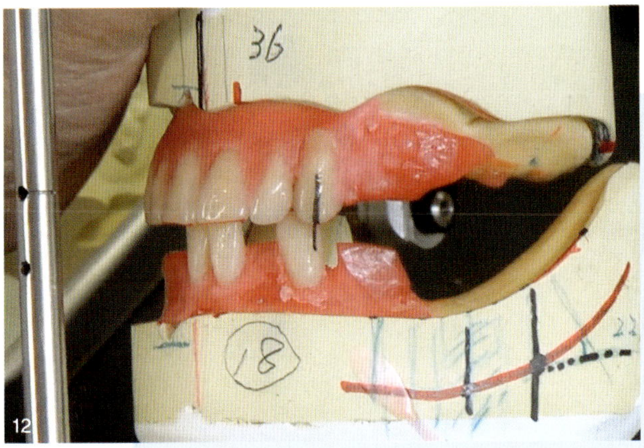

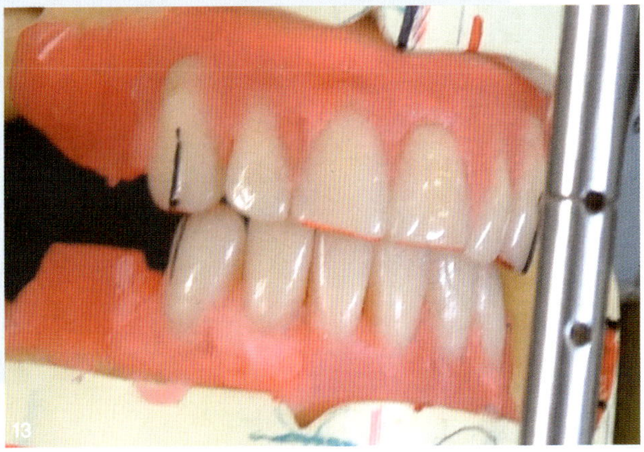

1-7-12. 견치의 전·후적 위치는 상악 견치의 원심발육엽과 하악의 첨두가 일치하는 부위를 기준으로 한다.
1-7-13. 하악 측절치는 중절치, 견치 사이에서 기능적·심미적으로 조화시킨다. 순측의 근육과의 관계는 denture space core가 참고가 된다.

08 구치부 인공치의 배열 기준

동영상

트레이 외형선의 묘기
스마트폰 · 태블릿으로 동영상을 시청할 수 있습니다.

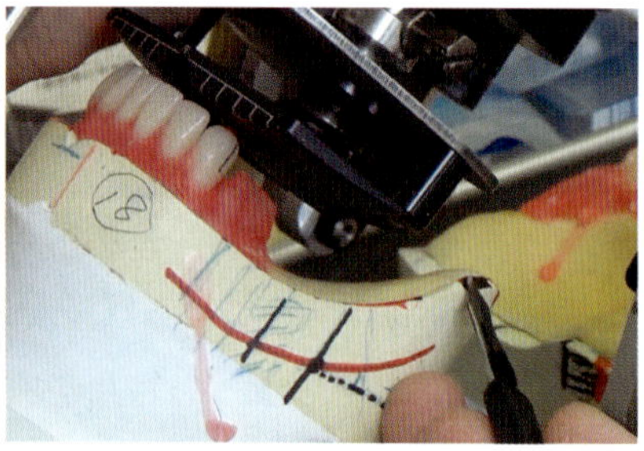

1-8-1. 배열 템플레이트의 설정 기준은 전방이 견치의 첨두, 후방이 후구치삼각의 1/2이다. 확인되었으면 절치 지도정(incisal guide pin)을 확실히 이동시킨 다음 나사를 조인다.

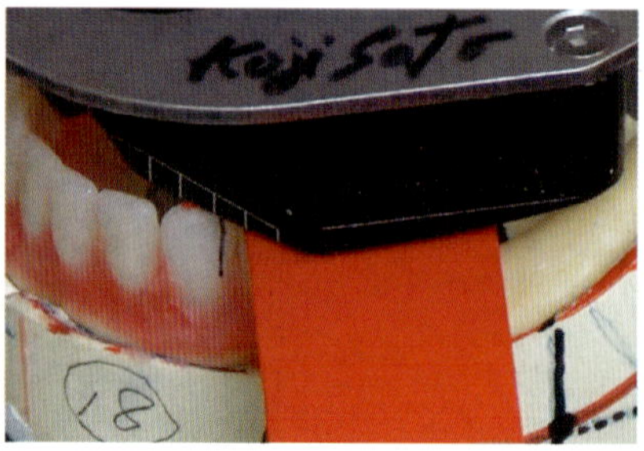

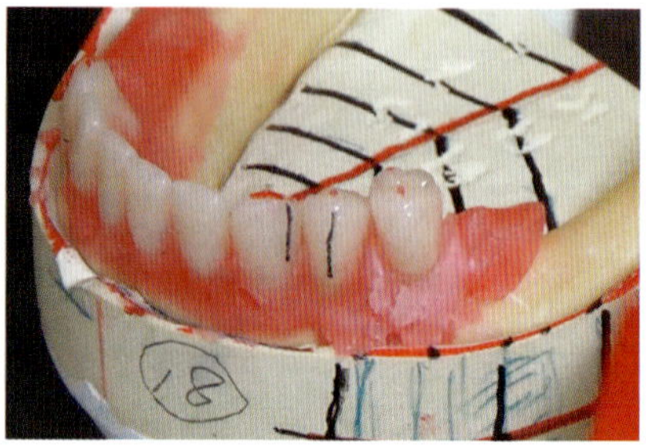

1-8-2, 3. 하악의 제1소구치로부터 순서대로 배열해간다. 배열 템플레이트와의 접촉을 교합지로 확인하면서 진행한다.

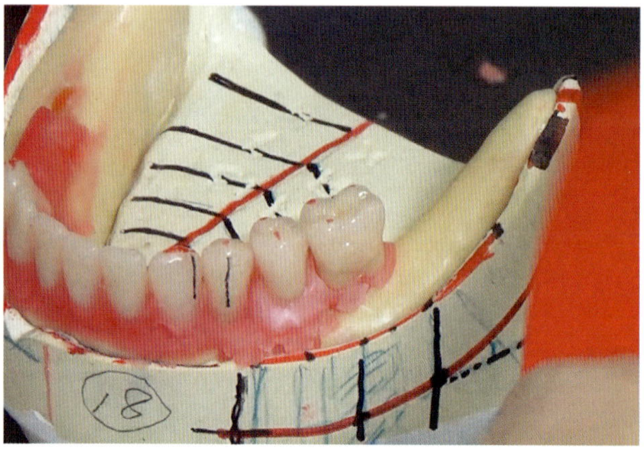

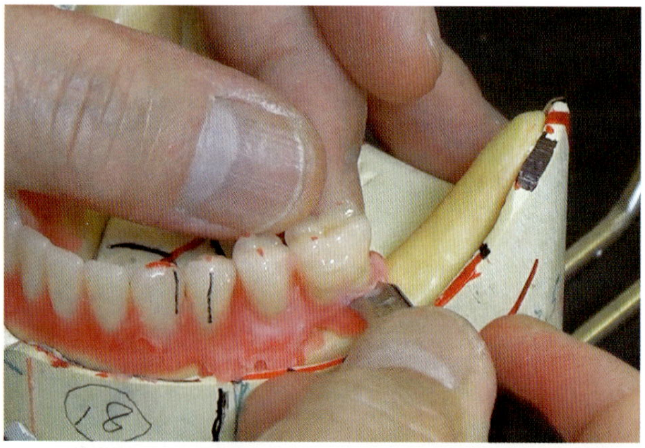

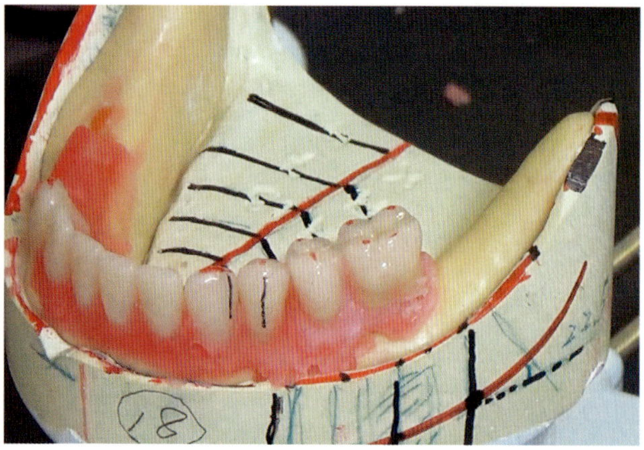

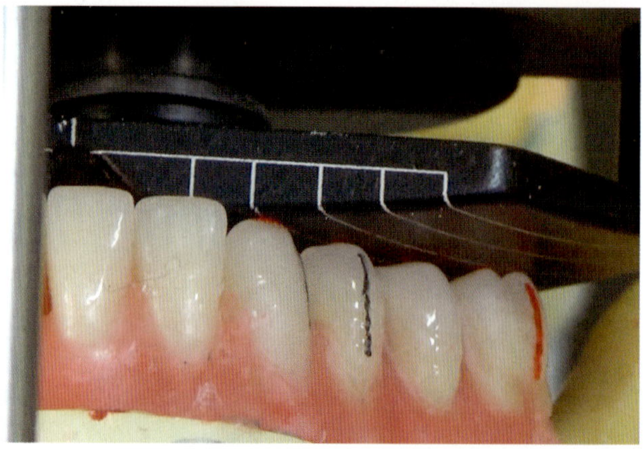

1-8-4~6. 접촉이 심하지 않은 경우는 치축을 조정하여 대응한다. 배열의 단계에서는 삭제에 의한 교합면의 조정은 원칙적으로 하지 않는다.
1-8-7. 배열 후의 접촉 상태.

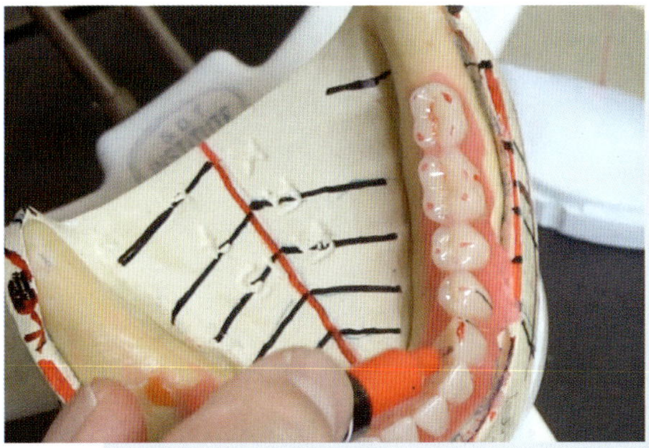

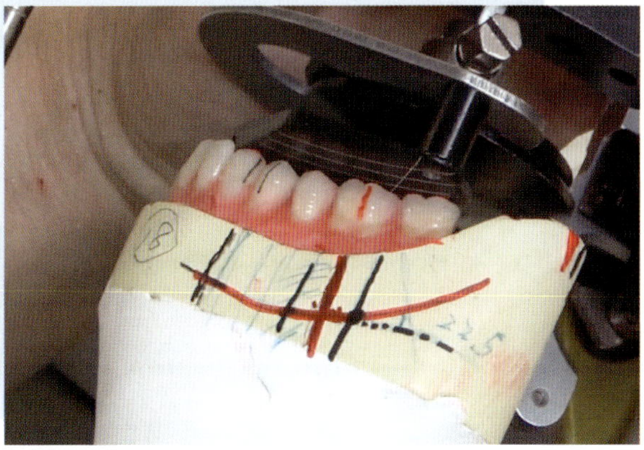

1-8-8. 교합면으로부터 배열을 확인하는 경우는 ① 중심와가 치조정선 위에 있는지, ② 수평면에서의 회전 상태가 이상하지 않은지(치조정선과 직교하는 방향으로 놓여있는지)를 확인한다.
1-8-9. 시상면에서는 근원심적(전·후적)인 치축이 치조제와 수직이 되어 있는지를 본다. 이른바 Gerber의 reduced occlusion을 도입하고 있다.

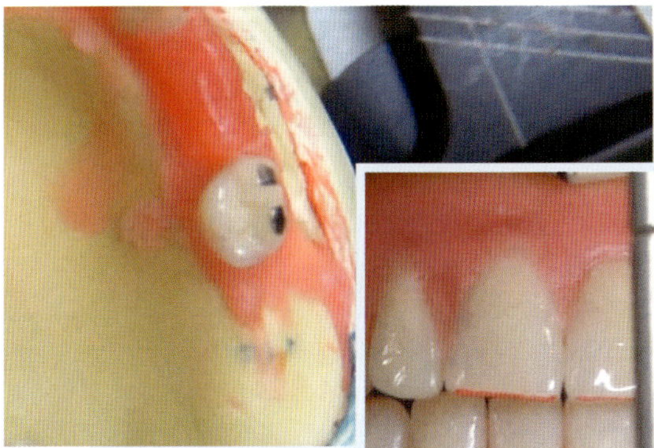

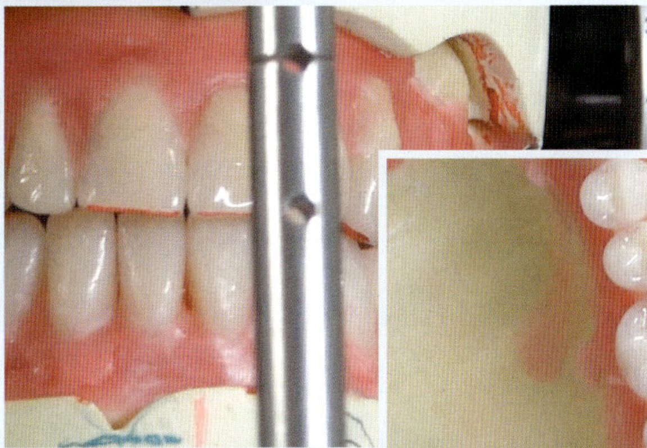

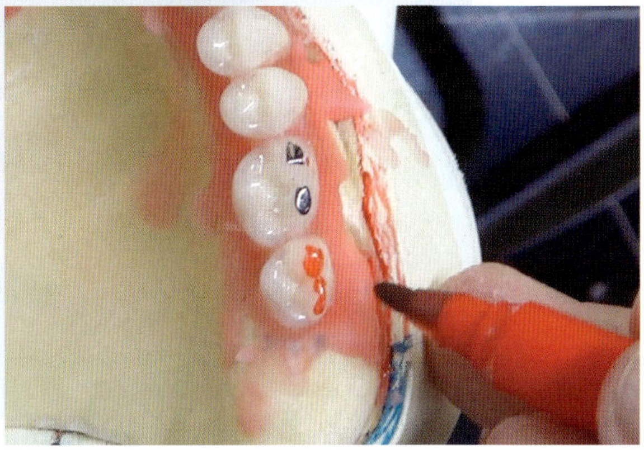

1-8-10~12. 상악은 가장 중요한 제1대구치부터 배열한다. 이번에는 대구치부 협측의 공간이 작아졌으므로 기능적인 조화를 고려하여 상악 협측 교두를 기능 교두로 하는 교차 교합으로 했다(소구치는 일반적인 교합 관계).

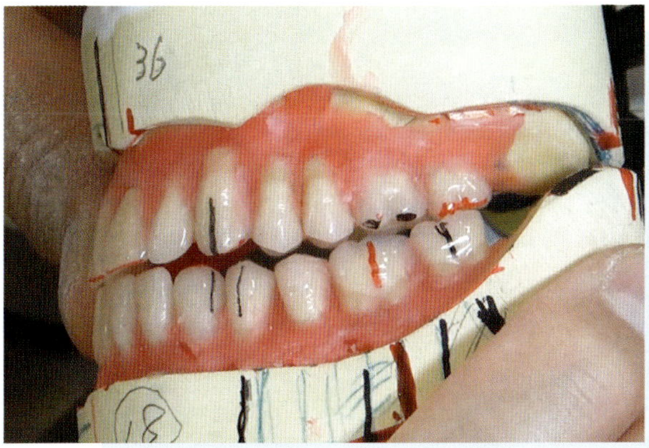

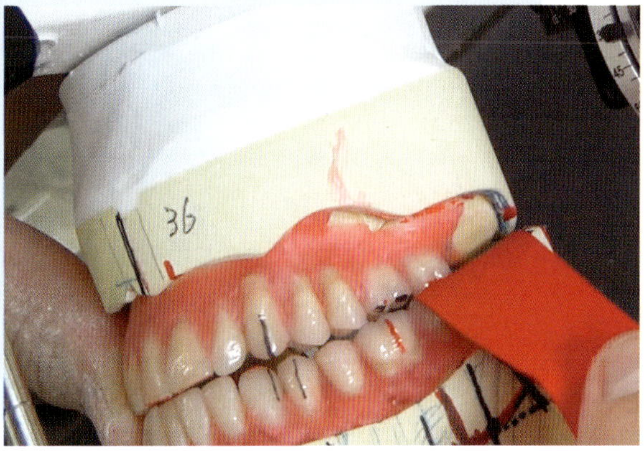

1-8-13, 14. 배열 후의 balancing guide 확인.

MEMO

Part 2

총의치 제작의 근거

01 인상 채득, 교합 채득의 중요성

- 개형 인상 채득(기성 트레이)·기능 인상 채득(개인 트레이)의 개요
- 환자 고유의 고딕아치묘기와 교합 고경의 개요
- 객관적인 교합기 장착법의 개요

정확한 인공치 배열의 시작은 인상 채득·교합 채득과 교합기 장착

총의치 치료에서는 이미 잃어버린 치아의 상·하악적인 위치 관계를 재현하는 것이 요구된다. 그것은 환자의 골격이나 근육에 유래하여 각각 다른 상태를 나타낸다. 따라서 악관절과 하악두의 관계(이른바 하악위), 근육 및 점막 조직의 기능, 표정근이나 안모의 형태 등 객관적인(구강 내외의) 지표를 근거로 재현하는 치아의 위치와 식립 방향을 고찰하여 적절한 교두감합위를 구축하도록 고려해야 한다.

또한 구강 내에 있어서 형태와 기능은 뗄 수 없는 관계이며 이것을 양립시키는 것이 보철 치료에 있어서는 필수적이다. 그 고찰을 lab side에서 시행하기 위한 기준이 인상체로부터 떼어낸 석고 모형과 교합 채득으로부터 얻은 교합 기록(바이트)이 된다. 이들의 정확성은 의치의 완성도에 직결하여 총의치 증례 실패의 대부분은 이 중 하나가 충분히 갖추어지지 않았기 때문이라고 저자는 생각하고 있다.

Lab Work의 정밀도를 좌우하는 인상 정밀도

저자는 '유상의치 치료를 성공으로 이끄는 열쇠는 올바른 인상 채득에 있다'고 생각한다. '인상(인상체)'의 채득은 우리 치과기공사가 직접 담당하는 부분은 아니지만 보다 정확한 치료를 하기 위해 또는 치과의사에게 제안하기 위해 확실한 인식을 갖는 것이 중요하다.

인상 채득으로 얻을 수 있는 인상체는 크게 개형 인상체와 기능 인상체로 나눌 수 있다. 기성 트레이에 의해 얻을 수 있는 개형 인상체의 주요 목적은 적절한 외형선을 갖춘 개인 트레이를 제작하는 것이다(2-1-1, 2). 이것으로 환자 고유 조직(치조제 점막 등)의 정보를 충분히 포함한 기능 인상(최종 인상)을 얻을 수 있다.

기능 인상에는 '개구위'로 채득하는 방법과 '폐구위'로 채득하는 방법이 있다.

'개구위 기능 인상'은 교합위가 결정되어 있지 않은 상태에서 개인 트레이를 사용한 술자(담당 치과의사)의 핸들링 테크닉에 의해 상·하악의 인상을 각각 인상 채득하는 술식이다. 가상 교합위가 결정되어 있지 않으므로 술자의 인상 술식에 따라 변연 형태에 차이가 생기는 경우가 있다.

'폐구위 기능 인상'은 미리 가상 교합위를 결정한 다음에 상·하악의 기능 인상을 동시에 인상 채득하는 술식이다(2-1-3~7). 술자(담당 치과의사)에 의해 미리 가상 교합위가 결정되어 있으므로 비교적 기능 시의 변연 형성을 얻기 쉽지만, 하악위가 결정되지 않은 상태에서는 변연 형성 및 점막 피압에 차이가 생기는 경우가 있다.

어떤 술식이라도 환자 고유의 구강 점막·구강 주위근을 고려한 개인 트레이 제작과 조정을 시행하여 술자가 적절한 기능 인상을 얻기 쉬운 상황을 만드는 것이 중요하다.

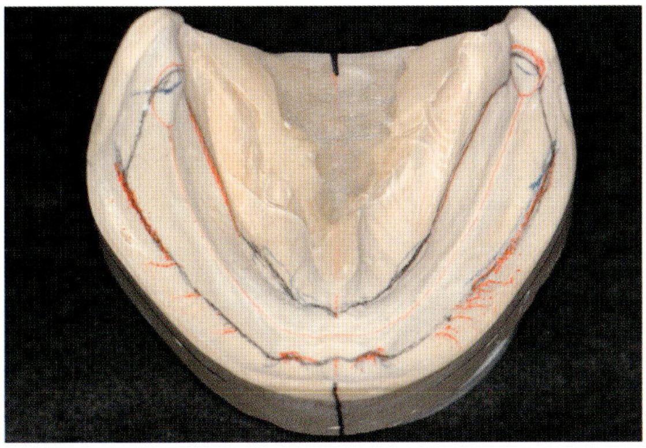
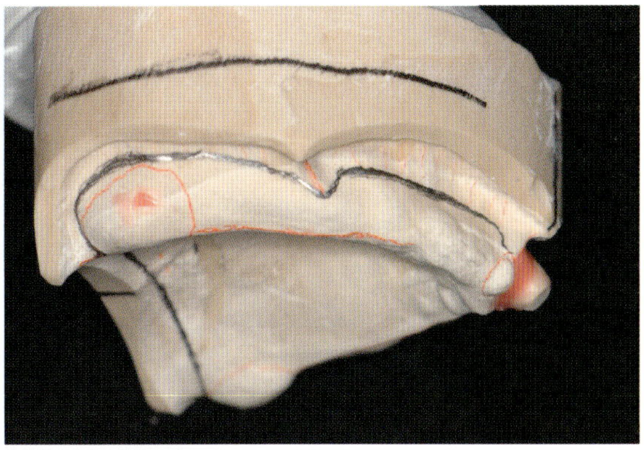

2-1-1, 2. 개형 인상으로 제작한 모형. 개형 인상의 목적은 개인 트레이를 제작하는 것이며 이를 위해서는 필요한 정보가 갖추어져 있어야 한다. 빨간 선은 저자가 기입한 트레이 변연 형태에 관한 주위 점막, 검정 선은 개인 트레이의 외형선이다.

2-1-3~7. 폐구위 기능 인상법으로 채득된 상·하악 인상체와 그것으로 제작한 모형. 상악은 총의치, 하악은 임플란트 오버덴처(IOD)의 증례다.

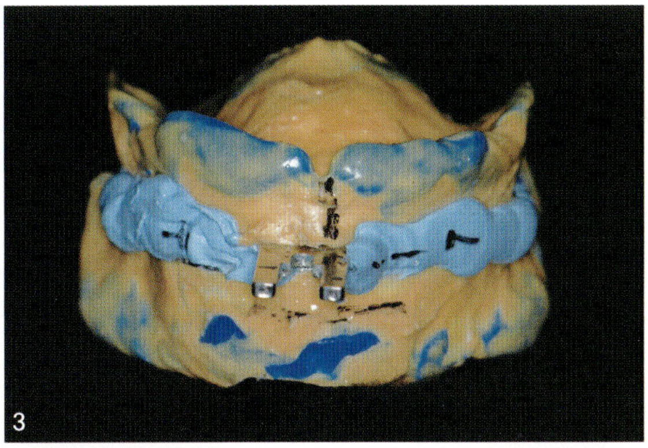
3

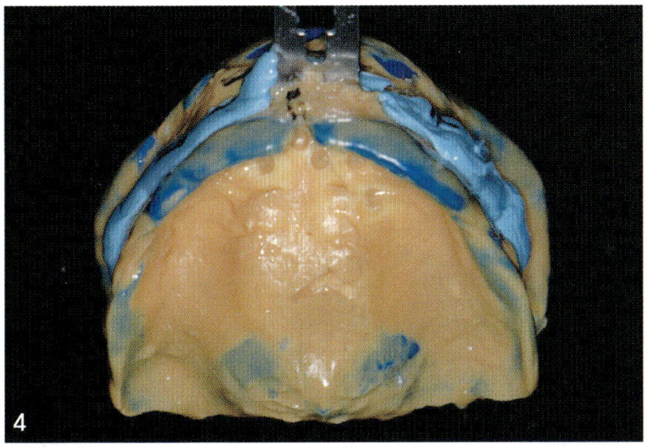
4

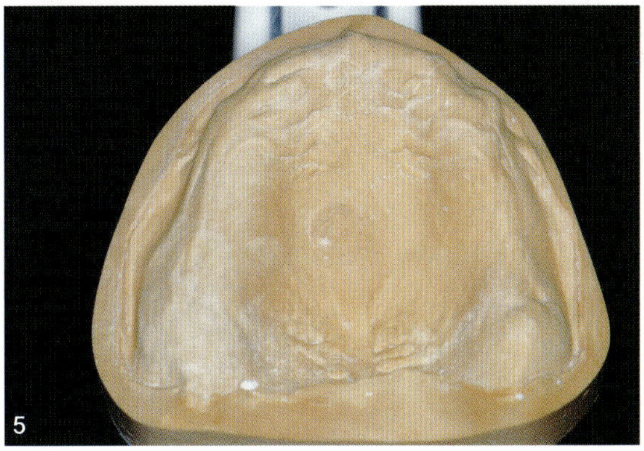
5

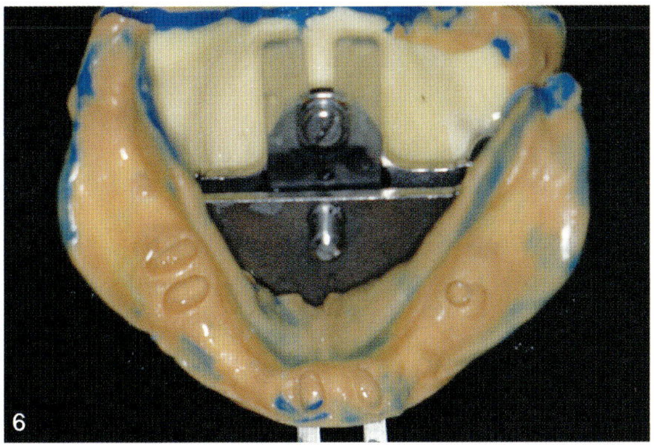
6

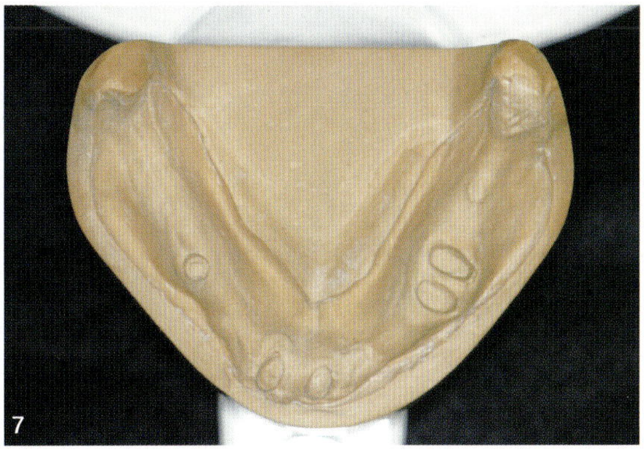
7

개인 트레이의 외형선

개인 트레이의 외형선은 의치상의 변연 봉쇄 및 안정과 흡착을 얻을 목적으로부터, 기본적으로 가동 점막과 부동 점막의 경계부에 설정된다. 따라서 우선은 가동 점막인 근육의 부착부(기시부)를 확인한다.

하악에서 협측은 '외사선(협붕·협근 기시부)', 설측은 '악설골근선(악설골근 부착부)'이 각각 최대풍융부가 되므로 이것에 따라 외형을 만든다(2-1-8, 9). 설측의 악설골근선에 있어서는 이 아래에 악설골근이 있으므로 그립(grip)을 구하고자 하는 경우는 약 2mm 늘일 수 있다.

후방의 설정 기준은 '후구치삼각'이다. 익돌하악주름의 흐름이 명확하면 후방부를 포함해도 좋지만 후구치삼각의 후방부는 안정되어 있지 않은 경우가 많으므로 안정되어 있는 전방 1/2의 위치로 설정하는 경우가 많다.

상악에 있어서는 특히 '상악결절(근부착부)', '구개소와(의치 정중, 후연 결정의 지표)', 'A+LINE(연경구개의 경계부, 진동선)' 등이 후연 결정 지표가 된다. 가동 점막부에 위치하는 각 소대, 익돌하악봉선, 익돌상악절흔부(Hamular notch)는 운동량에 따라 그 크기가 다른 것에도 주의하여 그것을 피하도록 변연을 설정한다(2-1-10~15).

또한 경험이 적은 임상가는 혼동하기 쉽지만, 개인 트레이는 유지·지지를 담당하는 의치상과는 제작 목적이 다르다. 그렇기 때문에 개인 트레이의 외형선과 최종 의치의 변연 형태는 반드시 일치하지 않는다는 것을 알아두기 바란다. 최종적인 의치상의 변연 형태는 적절한 교합위에 따라 도출된다는 것도 알아두었으면 하는 포인트다.

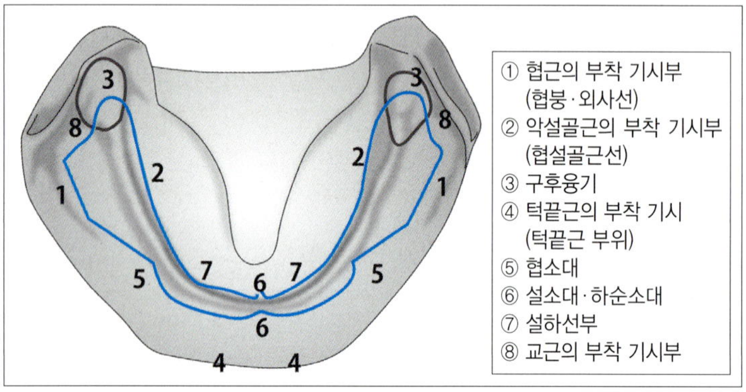

2-1-8. Accudent impression system에 의한 하악 개인 트레이 제작의 객관적 지표. (The Myostatic Outline 자료에서 인용·변형)

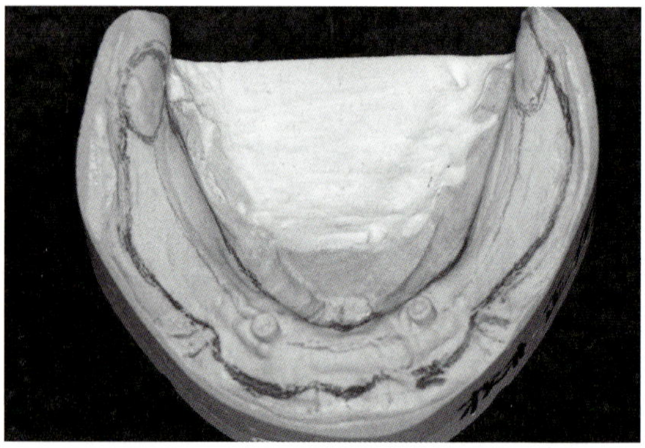

2-1-9. 임상 모형에 인기된 하악 트레이의 가이드라인. 임플란트 오버덴처의 증례이지만 트레이 설계의 기준은 총의치와 다르지 않다. 근육 부착부위를 피하는 것과 가상 교합 평면의 기준이 되는 후구치삼각을 확실히 덮는 것이 중요하다.

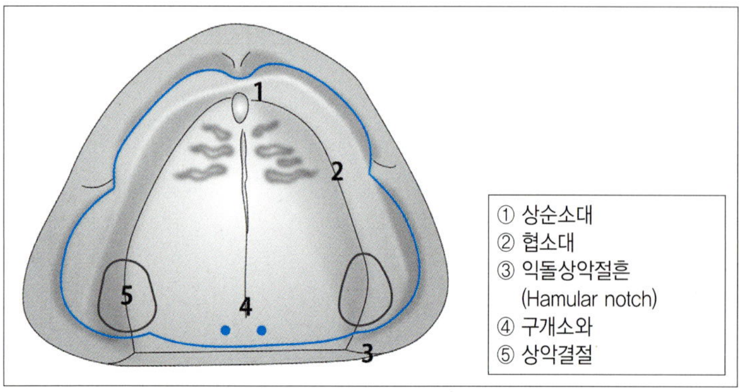

2-1-10. 상악 개인 트레이 제작의 객관적 지표와 외형선의 가이드라인. 상·하악 모두 가동 점막 기시부를 개인 트레이의 외형선으로 한다.

교합 채득—Chair Side에서 이루어지는 교합 고경의 결정법

임상의 배열 실천에서 우선 직면하는 문제는 적절한 수직적 하악위(교합 고경)와 수평적 하악위를 결정하는 것이다. 부적절한 교합 고경이 부적절한 의치가 되는 요인인 경우는 많다.

예를 들어 안모의 심미성을 개선하기 위해 통상보다 교합 고경을 높게 설정한 경우 교합 등의 기능적인 문제가 생기는 일이 많다. 또한 치조제가 흡수된 노인 환자나 여성 환자는 약간 낮은 교합 고경에서 의치 제작을 하는 것이 보다 안정된 흡착을 얻기 쉬운 경우도 있다. 따라서 연령에 따른 적절한 안정 공극을 부여하는 것이 중요하다고 저자는 생각한다.

교합 고경의 결정법은 담당 치과의사에 따라 다른 것이 현실이지만 수직 방향, 수평 방향의 양방의 악위 정보를 포함한 정확한 교합 고경을 채득할 수 없으면 치과기공사는 객관적인 지표에 근거한 인공치 배열을 할 수 없다. 담당하는 치과기공사도 교합 채득의 술식을 숙지하여 chair-side와 협업하는 것이 성공의 열쇠일 것이다.

아래에 임상에서 많이 사용하고 있는 악위의 결정법에 대하여 과거의 문헌을 바탕으로 수직 방향, 수평 방향으로 나누어 간단히 해설한다(표 2-1). 또한 대부분은 다른 법과의 병용을 권장하고 있다는 것을 미리 말해둔다.

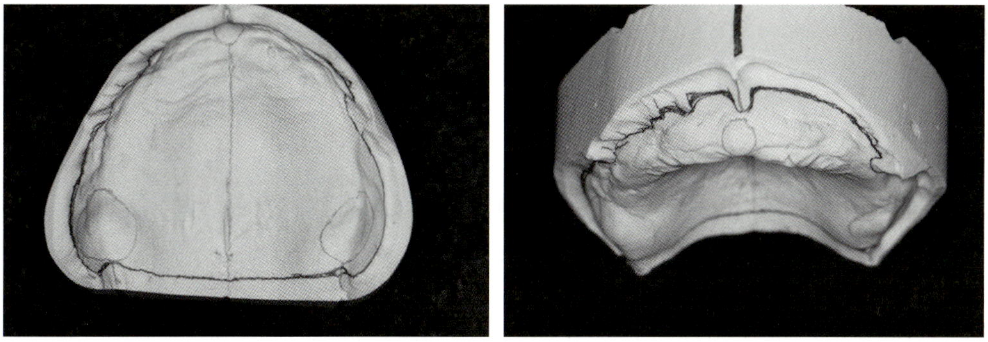

2-1-11, 12. 상악 트레이의 가이드라인. 상악결절이나 가동 점막과 부동 점막의 경계가 되는 구개소와를 확실하게 덮도록 후연을 결정한다. 각 소대나 근육의 부착부는 피하도록 한다.

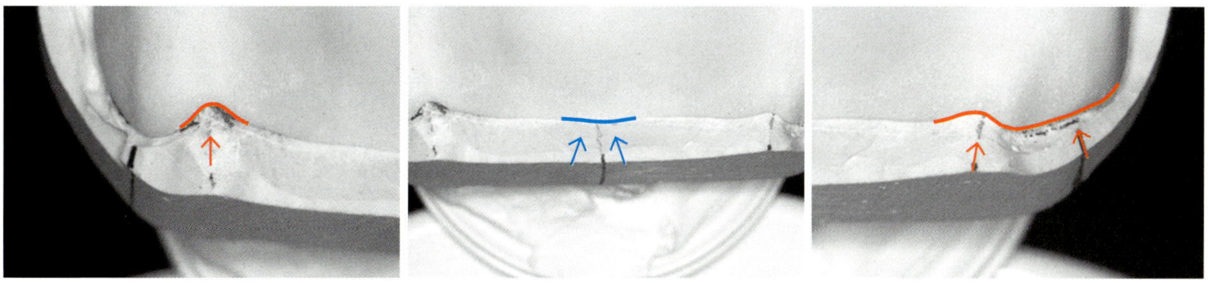

2-1-13~15. 상악 개인 트레이의 후방부 설정. 가동 점막인 익돌하악 주름을 피하고(빨강) 구개소와를 포함하도록(파랑) 형태를 설정한다.

표 2-1. 최근 임상에서 대표적인 악위 결정법

명칭	발표자	발표 연도	악위의 수직·수평
1. 안면계측법	McGee	1947년[1]	수직
2. 생리적 하악 안정위법	Thompson & Brodie	1942년[2]	수직
3. 연하운동법	Shanahan	1956년[3]	수직
4. 발음법	Meyer Silverman	1955년 1962년[4]	수직
5. 고딕아치묘기법	Gysi	1901년	수평

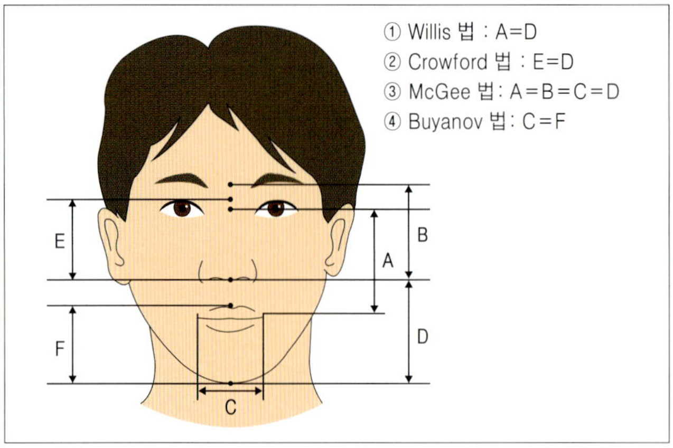

2-1-16. 안면계측법의 예. 비교적 계측이 간편한 Willis 법을 비롯하여 현재의 임상에 자주 사용되고 있다.

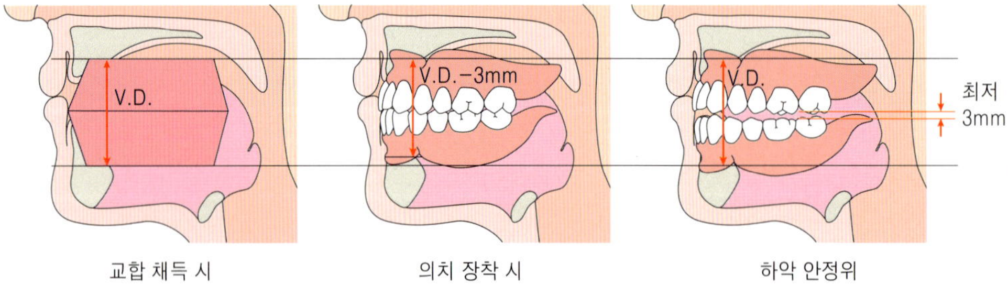

2-1-17. 생리적 하악안정위법에 의한 교합 채득

수직적 악위의 계측법

1. 안면계측법

무치악 증례의 교합 고경 결정에 있어 McGee[1](1947년)는 안모의 상태를 계측하는 것으로 적절한 고경을 구하는 방법을 제안했다. 단, McGee 법을 비롯한 안면계측법은 안면이라는 연조직을 계측하는 것이 되므로 불안정하다는 문제도 있다. 절대적 기준이라고 파악할 것이 아니라 다른 계측 방법과 병용하는 것이 바람직하다(2-1-16).

2. 생리적 하악안정위법

Thompson과 Brodie[2](1942년)가 보고한 생리적인 하악안정위로부터 교합 고경을 결정하는 방법은 현재에도 많은 술자가 이용하고 있다. 이것은 안정위에 있어서 교합제(occlusal rim)의 높이를 계측하여 거기에서 3.0~3.5mm 정도 뺀 수치를 교합 고경으로 하는 것이다. 이 수치는 자연치열에서 안정 공극량의 평균치가 2.5~3.0mm인 것에서 유래하고 있는데, 실제는 근육의 긴장 정도에 영향을 받으므로 신뢰성에는 약간 의문이 남는다. 이 방법도 다른 방법과의 병용이 바람직하다고 할 수 있다(2-1-17).

3. 연하운동법

Shanahan[3](1956년)이 제창한 교합 고경의 결정에 생리적 운동인 연하를 이용하는 방법은 안정 공극 2~3mm를 부여한 교합상에서 연하할 수 있는 위치를 조정하면서 확인하는 것으로 생리학적인 고경을 확립하는 방법이다. 본 법은 '생리적으로 가장 후퇴한 하악위에서 교합 채득을 얻기 쉽다'라는 점이 포인트다.

4. 발음법

Meyer(1955년)와 Silverman[4](1962년)은 발음 시에 상·하의 교합제가 접촉하는 경우 교합 고경이 높다고 진단하여 근접 발음 간극(더욱 자연스러운 발음이 얻어지는 1.0~1.5mm의 간극)이 얻어질 때까지 교합제를 낮게 하여 적절한 교합 고경을 채득하는 방법으로서 발음법을 발표했다.

안정 공극과는 달리 발음 동작에 따라 간극을 측정하는 동적인 계측법이므로 교합 고경을 결정하는 보조적인 방법으로서 최종 확인에 이용된다.

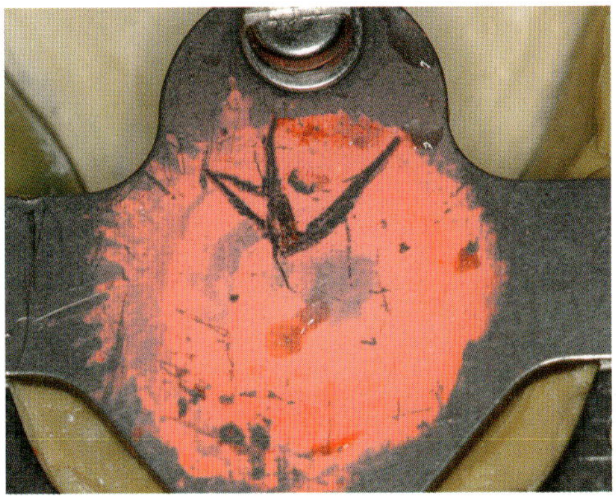

2-1-18. 고딕 아치의 묘기에 있어서는 수평적 악위의 채득 외에 환자가 안고 있는 악운동의 문제점을 찍어내는 것도 가능하다. 본 그림에서는 progressive side shift가 나타나 있다.

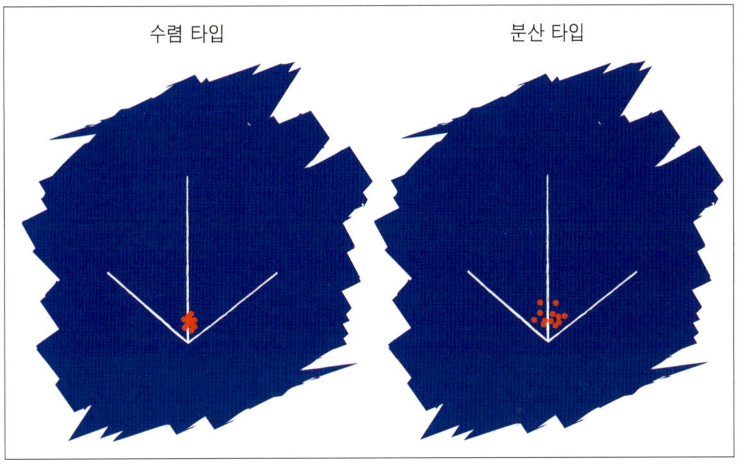

2-1-19. Tapping 법에서는 접촉점이 한 점에 수렴하는 타입과 분산하는 타입이 관찰된다. 이것은 교합면 형태(교합 접촉점)를 어떻게 설정할지의 기준이 된다.

수평적 악위의 계측법

1. 고딕 아치 묘기법

수직적 하악위(교합 고경)를 결정한 후에 수평적 하악위(수평면 내 운동의 중심점)를 구하기 위해 사용된다. 상악에 대한 3차원적인 하악 운동을 기록하여 치과의사의 진단에 따라 체크바이트(check bite)를 채득한다(2-1-18).

2. Walkhoff 구개구법 (Walkhoff palatal ball method)

무치악에서 수평적인 하악위 기록 방법의 하나로, 환자 자신의 근작용을 이용하여 교합 의식을 갖게 하지 않고 하악을 후퇴위로 유도한다. 단, 이 방법은 술자가 하악위를 확인할 수 없는 단점이 있다.

3. Tapping 법

Tapping 법은 예전부터 무치악 증례의 악간 관계 기록에 사용되고 있다. 상·하악 교합상의 조정 후 몇 번 반복하여 교합시키는 것으로 하악이 정해진 위치에서 폐구하게 된다. 이 궤적이 거의 한 점으로 집중하는 타입(point centric)과 분산하는 타입(wide centric)이 있어(2-1-19) 점 접촉인지, 면 접촉인지라는 교합면 형태의 참고가 된다. 최근 이 방법을 병용한 고딕아치묘기법의 임상 의의가 활발히 제창되고 있다.

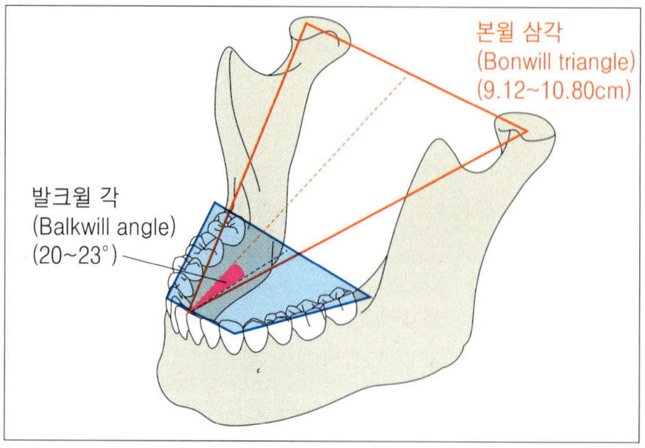

2-1-20. 본윌 삼각 및 교합 평면을 이루는 발크윌 각. 각 환자가 가지는 이러한 정보를 어떻게 교합기 위에 재현할지가 중요해진다.

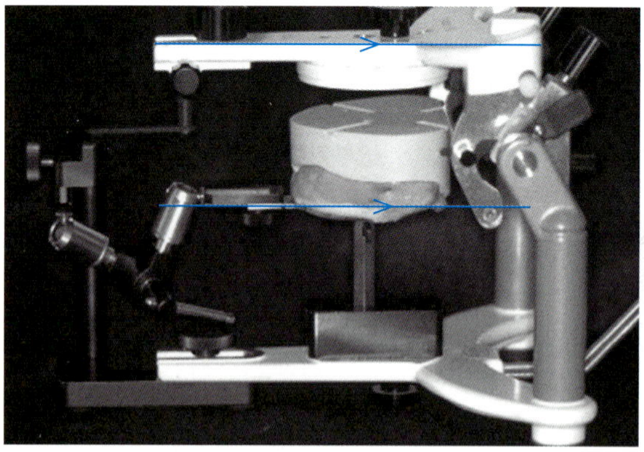

2-1-21. Face-bow transfer에 의한 교합기 장착. 얻을 수 있는 본윌 삼각의 크기는 환자 고유의 것이므로 생체 정보를 가장 잘 재현할 수 있다고 생각된다.

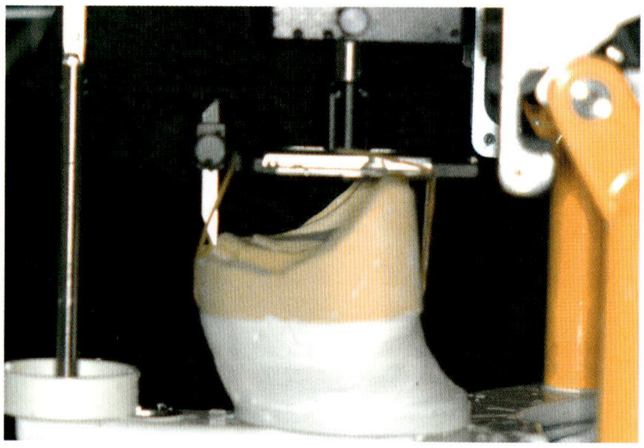

2-1-22. Horizontal guide를 사용한 교합기 장착. 하악 절치의 위치를 해부학적 평균치를 기준으로 정하여 더욱 생체에 가까운 형태를 재현한다.

Lab Side에서의 마운트법

의치의 '교합'을 고찰할 때 대부분은 치관 형태나 교합 양식만 언급하는 것에 그치고 있다. 그러나 실제로 기능하는 것이 구강 내인 것을 생각하면 '생체 정보를 바르게 교합기에 반영하여 어떻게 교합기=생체의 상태에서 교합을 부여할지'가 본래 중요한 것은 말할 것도 없다.

교합기는 원리도 조정 가능 범위도 다종다양하므로 그 선택은 술자에게 맡겨진다. 구강 내에서 장착하는 보철 장치를 제작하기 위해서는 환자 개개인의 악운동을 재현할 수 있는 교합기를 선택할 필요가 있는데, 그 한 기준이 되는 것이 악운동에 관여하는 '본윌 삼각'과 '발크윌 각'의 재현이다(2-1-20).

본윌 삼각은 양측 하악두와 하악 중절치의 근심 절연 우각 사이를 연결하는 삼각형이며 대부분의 사람은 한 변의 길이가 9.12~10.80cm인 정삼각형이 된다고 한다. 발크윌 각은 본윌 삼각과 교합 평면이 이루는 각을 가리키며 일본인에서는 20~23°가 많다고 한다. 본윌 삼각에 의해 정해지는 하악두-절치 사이의 거리는 측방 운동을 비롯한 악운동의 크기에 영향을 주므로 모형 교합기 장착을 하는 경우에 가장 유의해야 할 점 중 하나다.

본윌 삼각을 반영시키는 교합기 장착의 방법으로서는 ① face-bow transfer에 의한 방법(상악으로부터 장착), ② horizontal guide를 기준으로 하는 방법(하악으로부터 장착), ③ 정확한 Camper 평면에서 채득된 교합상을 장착하는 방법(상악으로부터 장착)이 있는데 모든 술식에서 환자 정보를 더욱 정확하게 반영시킨 교합기 장착을 하도록 유의한다(2-1-21, 22).

MEMO

부록 ①

개인 트레이의 변연이 어긋나 있다면?

여기에서 이야기할 것은 의치 부적합을 호소한 증례를 바탕으로 한 개형 인상의 중요성이다. 우리 치과기공사가 아무리 모형 위에서 정밀하게 변연 설정, 개인 트레이 제작을 했더라도 애초에 개형 인상 채득이 부적절하면 정밀한 인상 채득은 어려워진다. '모형상에서가 아니라 생체에서의 적합을 요구하는 것의 필요성'을 우리 치과기공사는 재인식함과 동시에 치과의사 측에도 그 중요성을 호소할 필요가 있다.

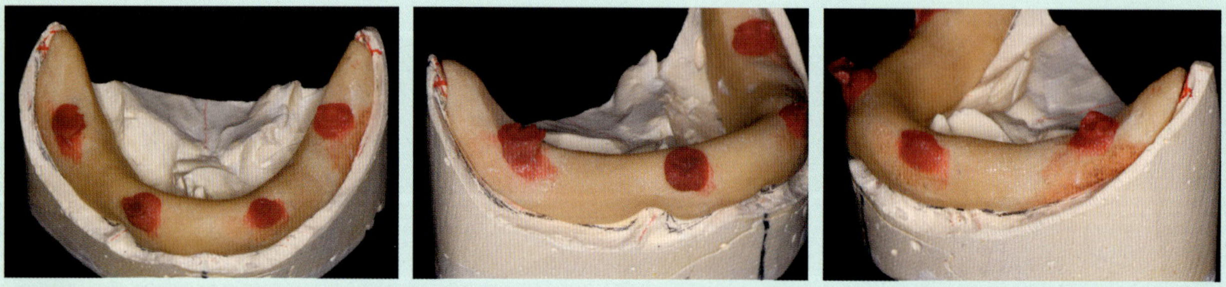

그림 A~C. '의치가 맞지 않는다'라는 이유로 다른 병원에서 전원해온 환자다. 구(舊) 모형에 구 의치를 카피한 트레이를 맞추어보면 이상한 점은 없어 보인다.

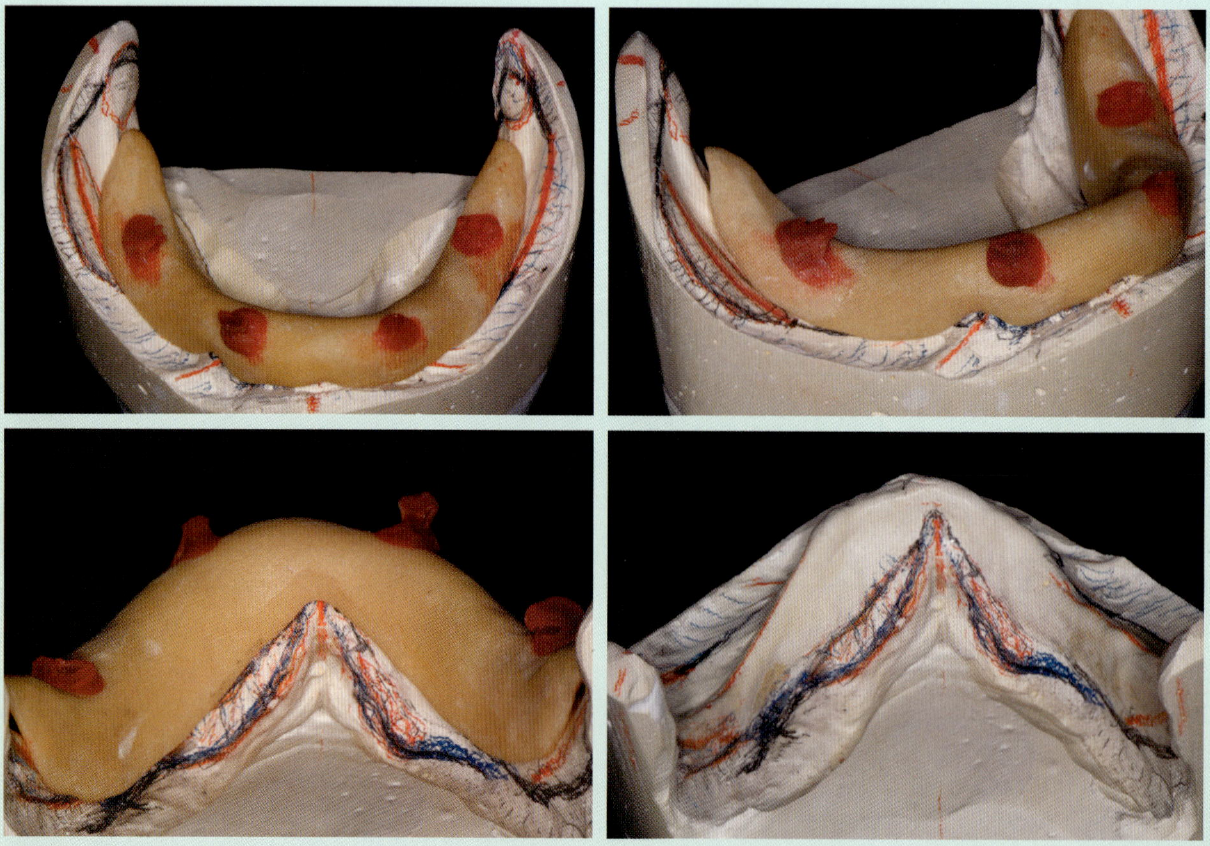

그림 D~G. 다시 거래처(전원처)인 치과의원에 개형 인상을 채득하게 했더니 그 형태는 크게 달랐다. 특히 후방부의 후구치삼각은 전혀 채득되지 않고 설측부의 상연 형태도 충분하지 않은 것을 알 수 있다. 이 상태에서 정밀 인상을 채득하려고 해도 어렵다는 것은 쉽게 상상할 수 있다.

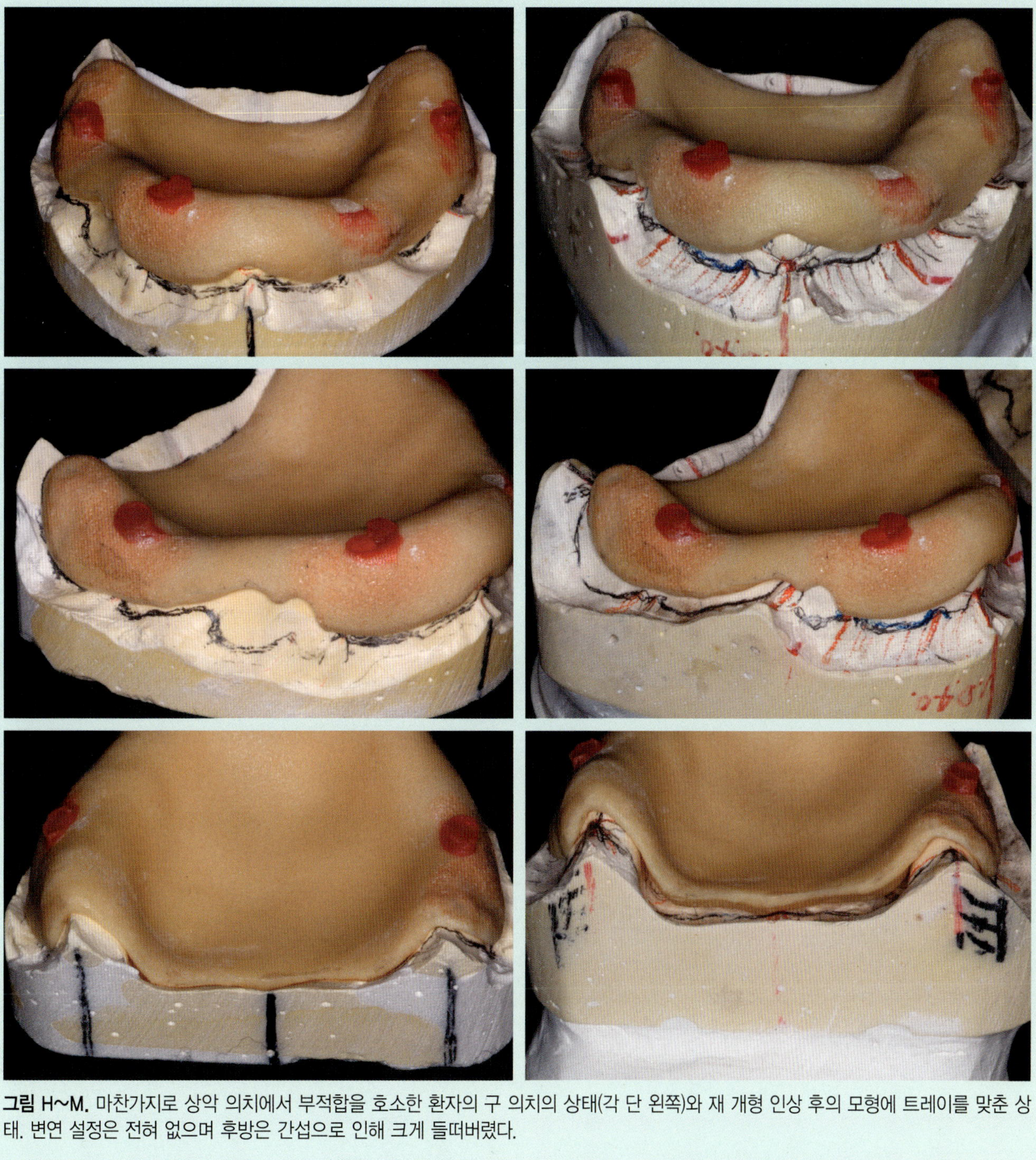

그림 H~M. 마찬가지로 상악 의치에서 부적합을 호소한 환자의 구 의치의 상태(각 단 왼쪽)와 재 개형 인상 후의 모형에 트레이를 맞춘 상태. 변연 설정은 전혀 없으며 후방은 간섭으로 인해 크게 들떠버렸다.

02 의치의 안정을 역학적 요소로부터 고찰한다

- 증례에 따라 다른 스피 만곡, 윌슨 만곡
- 몬슨의 구면설과 배열 템플레이트의 활용
- 하악의 기준: 협측은 볼굴대, 설측은 파운드라인

몬슨의 구면설(Monson's spherical theory)과 스피 만곡·윌슨 만곡

역학적 관점에서 생각하면 구강 내에서 발생하는 힘(교합력)이 지지하는 조직(뼈)에 수직으로 걸리는 경우가 가장 생체의 부담이 적다. 임상학적인 교합력은 힘의 크기와 방향을 가지는 역학적 양(교합 벡터)으로서 나타낼 수 있으며 의치의 안정을 도모하기 위해서는 이 상·하, 좌·우, 전·후의 3성분을 갖는 교합 벡터를 받아도 안정된 방향으로 상·하악의 대향축을 설정해야 한다.

그러나 대향 관계는 증례에 따라 다르므로 막연한 기준으로는 안정된 교합 관계를 부여하기 힘들다. 이때 하나의 가이드라인이 되는 것이 Monson이 제창한 구면설이다. 자세한 것은 1920년에 발표된 논문[1]에서 아래와 같이 이야기하고 있다.

> ① 정상적인 두개 및 턱의 발육하에서 하악은 본윌 삼각을 구성한다.
> ② 상악골, 협골, 측두골, 구개골 등의 교합에 영향을 받는 골은 저작압에 충분히 견딜 수 있는 구조를 이루고 있다. 그리고 저작근의 작용력은 볼굴대의 중심에 집중한다.
> ③ 치아의 교합면은 교합력에 대해 직각으로 위치하며 치아의 장축을 연장하면 안와 상연부의 한 점에 집중한다.
> ④ Anti-Monson curve는 치주조직, 치조골, 악관절에 가장 좋지 않은 영향을 준다.
> ⑤ 치열이나 교합면의 상태는 반경 4inch의 구면 기준을 가이드라인으로 한다.

이것을 알기 쉽게 설명하면 몬슨의 구면설이란 '반경 약 10cm(4inch)의 구(원호) 안에 스피 만곡과 윌슨 만곡, 양측 하악두, 하악의 절치점(즉 본윌 삼각)이 들어간다'라는 이론이다(2-2-1~3).

이 학설은 악운동을 기하학적으로 패턴화(단순화)한 것이며 실험 데이터에 근거한 것이 아니라 관념적으로 수립된 이론이라고 한다. 그 후 Pankey-Mann 등[2](1960년)이 발표한 PMS 테크닉이나 HANAU 교합기의 부속물로서 사용하는 Broadrick 교합 평면 분석판(Broadrick occlusal plane analyzer) 등에 의해 이론화되자 몬슨의 구면설은 임상적인 교합 평면 결정의 가이드라인으로서 널리 응용되게 되었다.

몬슨의 구면설도 실제 유치악에 있어서 전방 교합이나 측방 교합을 생각하면 구면 위의 활주 운동만으로 설명하는 데에는 조금 무리가 있어 하악 운동의 가이드로서는 부정되고 있다. 그러나 반경 4inch의 구면은 형태학적으로는 유치악의 교합 만곡과 유사한 것도 있어 의치의 역학적 고찰을 할 때 알아두어야 할 이론이다.

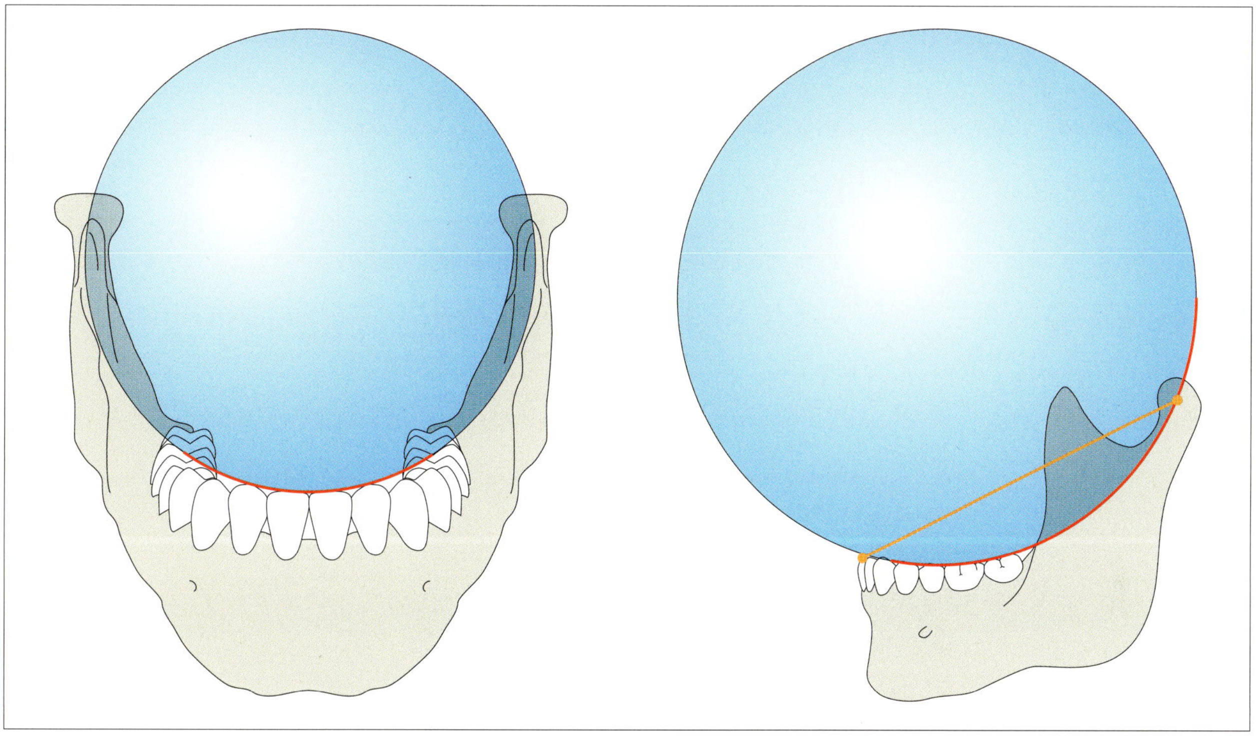

2-2-1. 몬슨의 구면설. 스피 만곡과 윌슨 만곡(빨강), 본윌 삼각(주황) 등의 중요 지표가 반경 4inch(약 10cm)의 구에 들어간다는 이론이다.

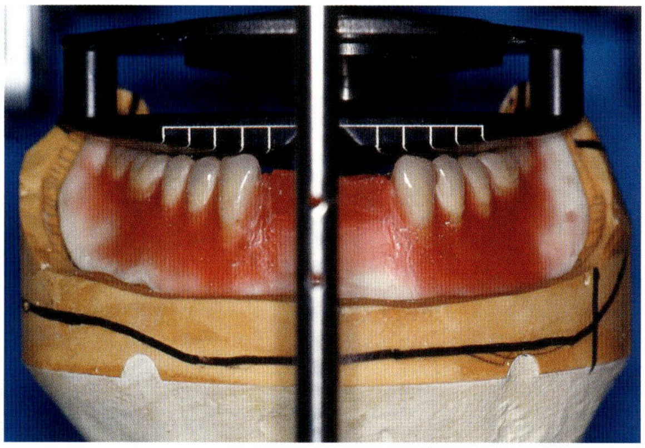

2-2-2. 배열 템플레이트를 이용한 윌슨 만곡의 재현.

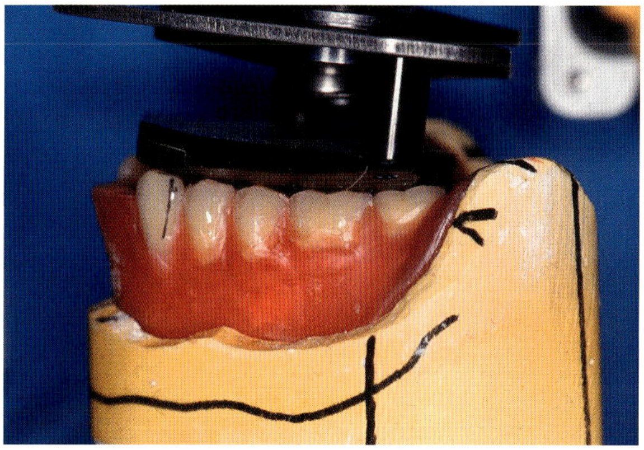

2-2-3. 배열 템플레이트를 이용한 스피 만곡, 윌슨 만곡의 재현.

조절 만곡의 필요성

총의치에 조절 만곡을 설정하는 이유로는 Christensen 현상(의치의 추진 현상)의 방지를 들 수 있다. Christensen 현상에는 시상 Christensen 현상과 측방 Christensen 현상이 있다.

무치악 증례에 상·하악의 교합상을 장착하여 하악을 전방으로 이동시키면 하악 전치부는 상악의 평탄한 교합면을 따라 전방으로 활주하지만, 후방에서는 하악두가 관절와전벽을 따라 전하방으로 이동한다. 따라서 상·하악 교합면 사이에 후방으로 열린 쐐기 형태의 공극(틈)이 생긴다. 이 현상을 시상 Christensen 현상이라고 한다(2-2-4).

한편 측방 운동 시에 작업 측은 평탄한 교합면을 따라 측방으로 활주하는데, 평형측에서는 하악두가 전하내방으로 이동한다. 그 결과 상·하 교합면 사이에는 평형측으로 넓어진 쐐기 형태의 공간이 생기며 이것을 측방 Christensen 현상이라 부른다(2-2-5).

총의치의 임상 증례에서는 Christensen 현상을 만들지 않도록 의치상의 안정을 얻기 위해 전·후 조절 만곡 및 측방 조절 만곡을 부여하는 것이 중요하다. 이 현상을 방지하기 위해 교합 템플레이트를 사용하는 것이 좋다(2-2-6, 7).

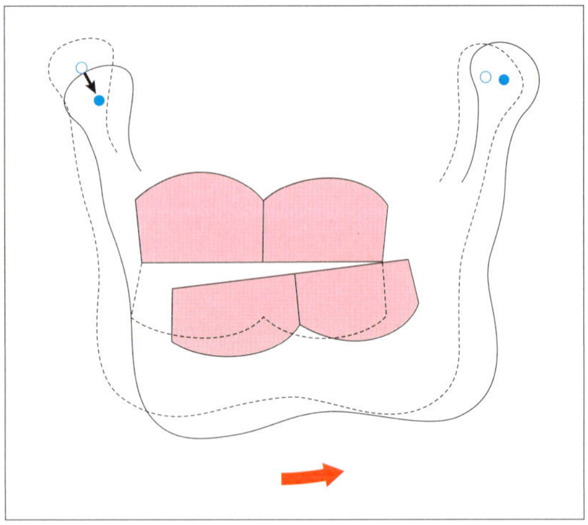

2-2-4. 측방 Christensen 현상.

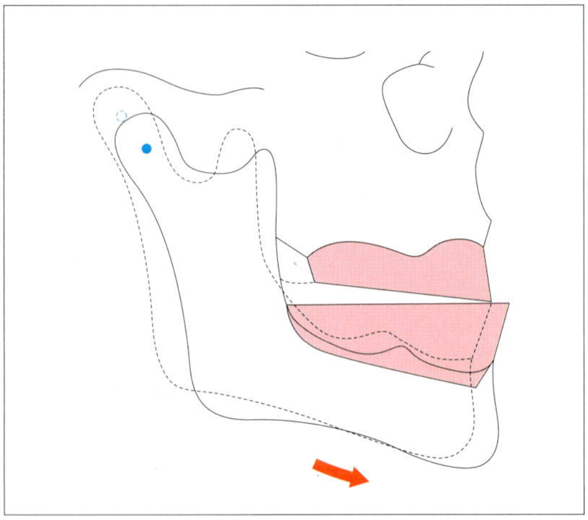

2-2-5. 전방 Christensen 현상.

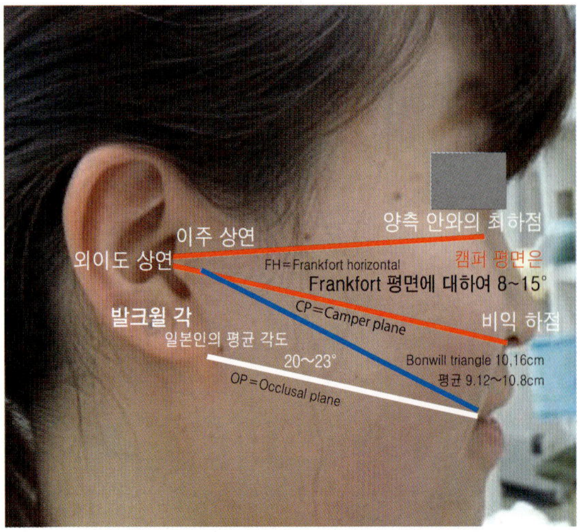

2-2-6. 교합 평면과 발크윌 각의 관계.

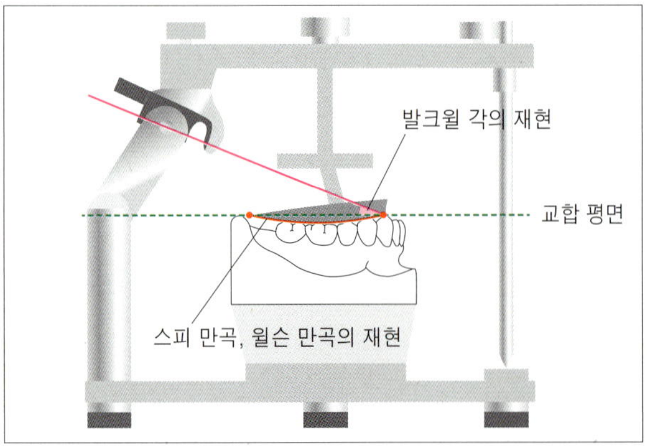

2-2-7. 배열 템플레이트에 의한 조절 만곡, 발크윌 각의 재현.

템플레이트를 사용한 교합 만곡의 부여 방법

이 몬슨의 구면을 의치에 재현하는 방법으로서 배열 템플레이트(교합만곡판)를 활용하여 인공치 배열을 하는 방법이다. 이것은 일본인의 발크윌 각의 평균치를 참고로 한 기울기와 몬슨의 구면에 동일한 곡면을 가진 배열기준판이며 의치의 안정을 도모하는 구치부 치열을 확립할 수 있다(2-2-8~11). 이때의 anterior guidance는 구치부에 맞추어 조정하게 된다.

Gerber의 reduced occlusion 등으로 하악 인공치의 장축을 기울이는 경우, 고경에 대한 객관적인 기준을 사용하지 않으면 교합 평면이 뒤틀린다(비뚤어진다)는 문제가 있다. 그러나 템플레이트를 사용하는 것으로 높이의 기준을 유지한 채 Christensen 현상의 방지를 비롯한 교합의 안정을 얻기 쉬워진다.

배열 템플레이트의 구체적인 사용법에 대해서는 Part 2-6에서 기술한다.

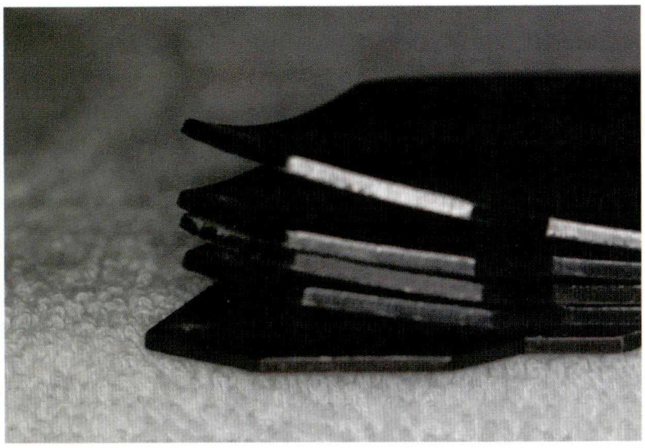
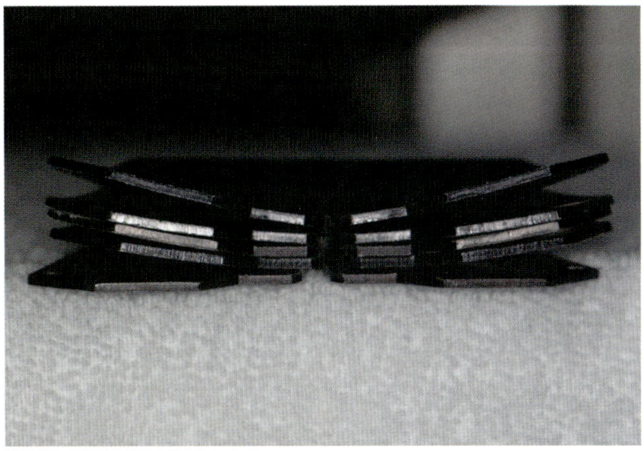

2-2-8, 9. 배열 템플레이트(셋업 템플레이트: Amann Girrbach). 기본은 몬슨의 구면설에 따른 반경 4inch(약 10cm)를 기준으로 하는 것이 많은데 교합 만곡의 설정 기준(스피 만곡, 윌슨 만곡)은 환자에 따라 다르다. 따라서 기준을 바꾼 라인업을 여러 개 준비해둔 제조사도 있다.

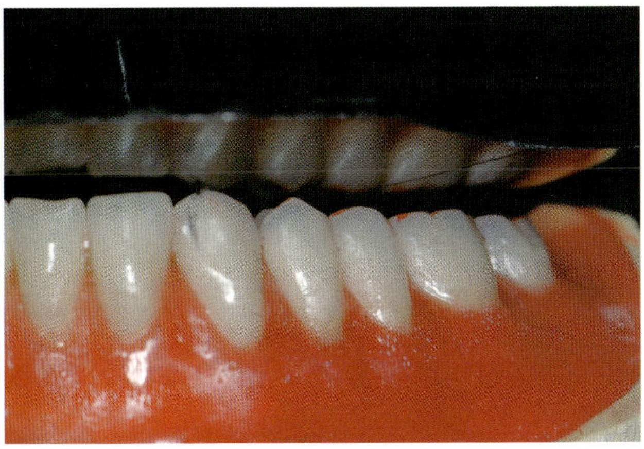
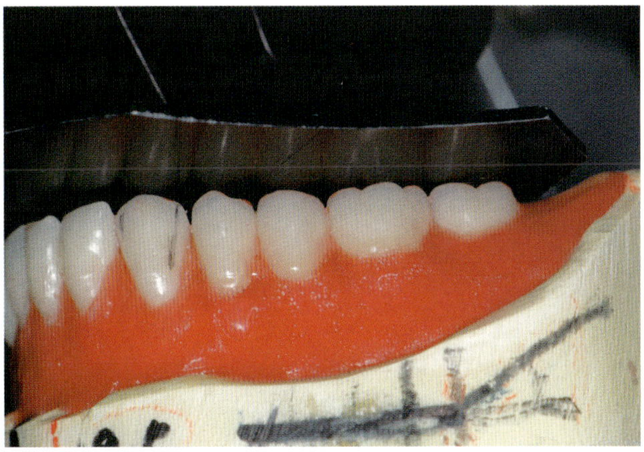

2-2-10, 11. 배열 템플레이트에 따라 인공치를 배열한 예. 각 교두정을 대는 것으로 스피 만곡과 윌슨 만곡을 재현하고 있다. 또한 이들은 어디까지나 '기준'이며 저자는 증례의 상황에 따라 접촉시키는 교두의 위치(설측·근원심)나 치축을 맞춤 제작하고 있다.

03 발음·운동기능 등 생리학적 안정에 관한 요건

- 근육 및 점막 조직에 조화하여 안정된 의치의 제작법
- 구강 주위 조직에 조화된 생리학적 축면 형태의 부여
- Denture space core의 응용

생리학적 안정의 중요성

좋은 총의치 제작을 위해서는 역학적 안정과 함께 저작·연하·발음 등을 문제없이 하기 위한 기능성의 부여도 고려할 필요가 있다. 그때 환자의 골격에 유래하는 '해부'와 구강 기능의 메커니즘인 '생리'를 융합하여 고찰하여 적절한 인공치 배열과 교합 양식을 부여하는 것이 중요해진다(이것은 역학적 요건에도 통한다).

총의치의 대가인 Boucher는 필두 저자였던 서적[1](1970년)에서 '생리학적으로 조화된 교합 양식은 악관절과 신경근 조직의 조화로부터 성립한다', 즉 이미 잃어버린 유치악시의 교합 관계를 악관절, 근육신경계, 관절인대와의 해부·생리학적인 관계 속에서 회복시키는 것이 무치악 환자에서는 요구된다고 이야기했다. 이것에 근거하면 단일 법칙(교합 양식)만으로 의치의 교합에 관한 문제를 해결하는 것은 어렵다고 저자는 생각하고 있다(2-3-1, 2).

인공치 배열에 관한 사고방식의 자세한 것은 Part 2-4에서 다루며 본 항에서는 그 전제가 되는 근육의 움직임을 중심으로 하는 생리학적 안정에 대해 고찰한다.

의치의 연마면에 관한 생리학적 요소

1. Denture Space

Denture space란 자연치열 상실에 의해 상·하악의 치조제 사이에 생기는 구강 내의 생리적 공극(틈)을 가리키며 경연구개, 치조제, 구강저, 혀, 구순 및 협점막의 근조직에 의해 둘러싸여 있다(2-3-3, 4). Denture space 주위에는 입술과 혀, 협점막 등 여러 조직으로부터의 근압(력)이나 음압이 가해지므로 이것을 고려하여 배열 위치나 의치상 형태에 반영시키는 것으로 상의 안정 유지에 기여할 수 있다.

영국의 보철 전문의인 Fish가 저서[2]에서 denture space의 기본과 원리를 소개하여 의치상을 잘 이용하는 술식의 임상적 의의를 지적한 것은 본서 간행 시점으로부터 80년 이상 전의 일이지만 그 중요성은 현재에도 달라지지 않았다. Denture space로부터 적절한 인공치의 배열 위치(배열 존)나 교합 양식을 고찰하여 의치 상연의 설정 및 형태를 부여하는 것이 의치상의 유지 안정을 위해 중요하다. 이 denture space와 주위에 있는 근조직의 주행 등은 denture space core를 이용하는 것으로 확인할 수 있다.

2. Neutral Zone

역학적 안정이 얻어지는 위치의 명칭으로서, 임상 현상에서는 'denture space'와 'neutral zone'의 두 가지가 동의어로서 사용되고 있다. 그러나 양자에는 정의상 명확한 차이가 있다는 것은 그다지 알려지지 않았다.

Neutral zone이란 '혀에 의해 바깥으로 눌리는 힘'과 '입

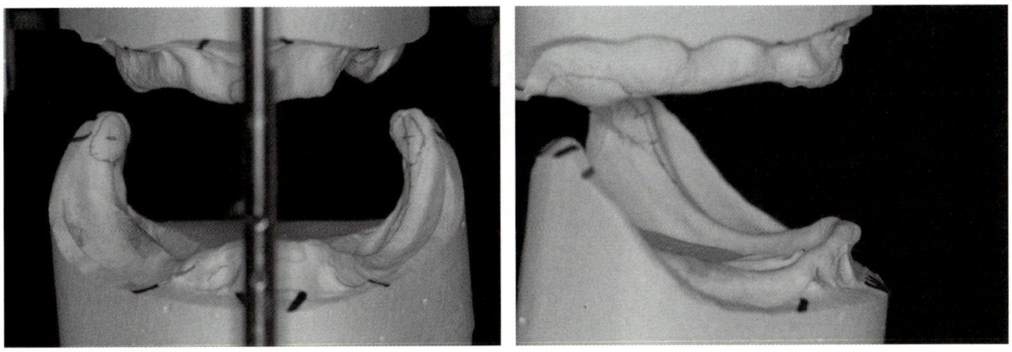

2-3-1, 2. 본 그림의 증례는 치조 흡수의 정도, 상·하악의 대향 관계, 치조제의 형상·상태가 양측에서 다르다. 이러한 증례는 각각의 상태를 역학적·생리학적으로 고찰하여 적절한 교합 만곡과 교합 양식을 부여하는 것이 중요하다.

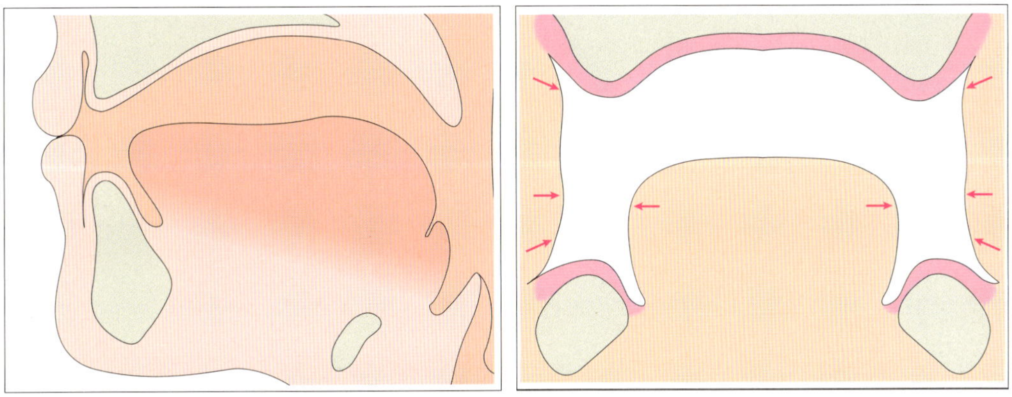

2-3-3, 4. Denture space. 자연치열의 상실로 인해 상·하악의 치조제 사이에 생기는 구강 내의 생리적 공극으로 경연구개, 치조제, 구강저, 혀, 구순 및 협점막의 근조직으로 둘러싸여 있다.

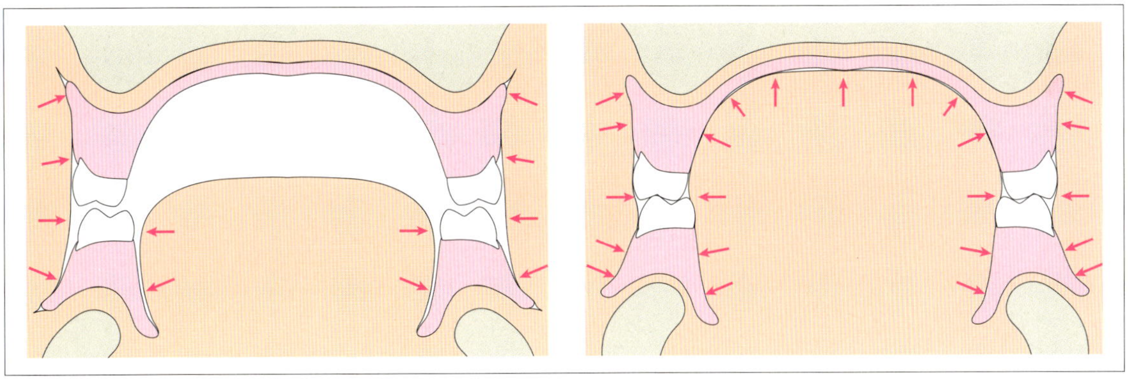

2-3-5. Neutral zone(근압중립대). 순협점막과 혀의 압력이 평형하는 영역이며, 의치가 들어갈 denture space 안에 포함되어 있다. 이 생리적인 힘을 고려하여 인공치의 배열 스페이스를 고찰할 필요가 있다.

술이나 협점막에 의해 안쪽으로 눌리는 힘'이 상쇄되는 구역이다. Denture space는 앞서 이야기한 것과 같이 상·하악의 치조제 사이에 생기는 생리적 공극을 가리키는데 neutral zone은 Beresi, Schiesser 등[3](1976년)이 'denture space 내에 존재하며 거기에 포함되는 공간이다'라고 하여 치아의 상실로 인해 생긴 구강 내의 공극(denture space) 안에 있는 것이라고 정의하고 있다. 즉, 협설적으로 근압이 길항하는 공간은 본래 neutral zone이라 불러야 하며 본서 내에서도 명확하게 구별한다(2-3-5).

저자는 이 생리적 공극(축면 형태)의 정보가 되는 denture space의 석고 core를 사용하여 인공치 배열을 하고 있다(2-3-6). 치조점막과 순협점막 및 설방과의 이행부의 형태가 재현되기 쉬우므로 의치의 안정과 흡착에 우위성을 얻을 수 있다. 대화나 연하 시 주위근의 수축에 의해 생기

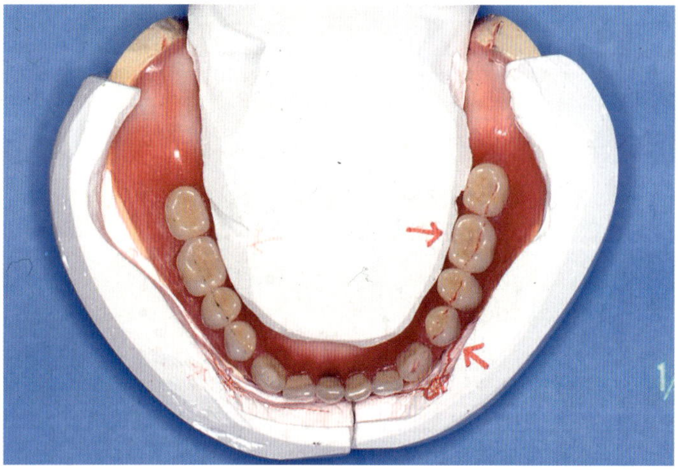

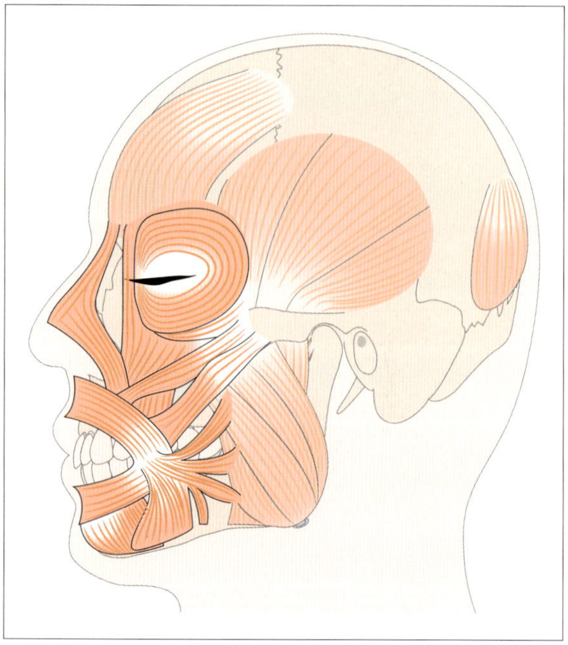

2-3-6. Denture space core를 사용한 인공치 배열. 생리학적인 주위근에 의한 영향의 유무를 확인할 수 있다(자세한 것은 Part 2-4 참조).

2-3-7. 볼굴대과 구각 주위근의 개·폐구근군(문헌[3]).

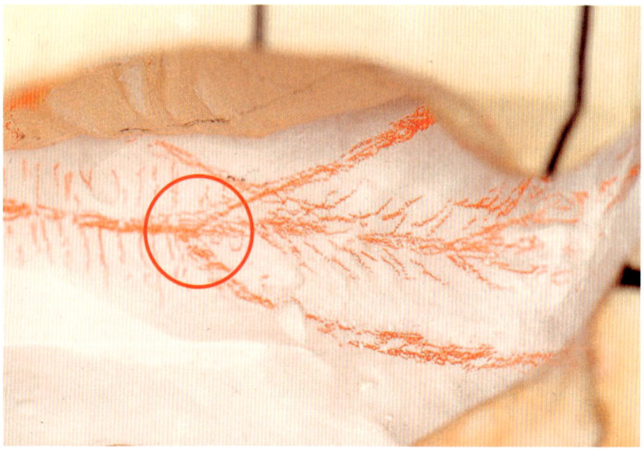

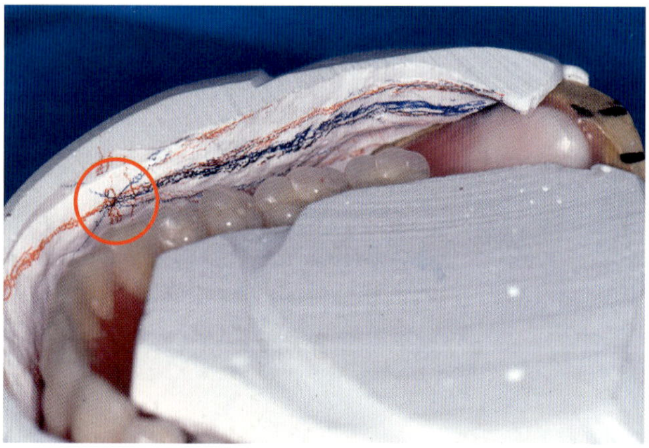

2-3-8, 9. Denture space core를 잘 관찰하면 주위근이 어디에 위치하고 있는지를 알 수 있다. 그림 안의 선은 협근을 비롯한 근육의 주행이며 집중되어 있는 부분(원 안의 부분)이 볼굴대다.

는 근조직 발현에 대하여 더욱 안정된 영역 안에 의치상을 제작하는 것이 중요하다.

3. 볼굴대[4]

하악 의치의 안정에 중요한 역할을 하는 부분으로서 소구치부 부근이 있다. 여기에는 협근, 구륜근, 협골근, 구각하제근 등이 X자 형태로 교차하는 볼굴대(구각결절, Modiolus)가 있으며, 구순과 협점막을 나누는 경계가 되고 있다.

기능 시에는 이 결절의 수축으로 인해 구각이 소구치부를 향해 압접되도록 작용한다. 따라서 불필요한 힘이 들어가지 않도록 하악 의치의 소구치부 부근의 협설적인 공간이 좁아지도록 배열 위치나 상 형태를 조정함으로써 의치상이 들뜨는 것을 막을 수 있다. 한편 협측면으로부터 좌·우 불균형한 압력이 가해지면 의치를 불안정하게 하는 원인이 되므로 인공치 배열에는 볼굴대의 위치도 denture space core로부터 알아낼 수 있다.

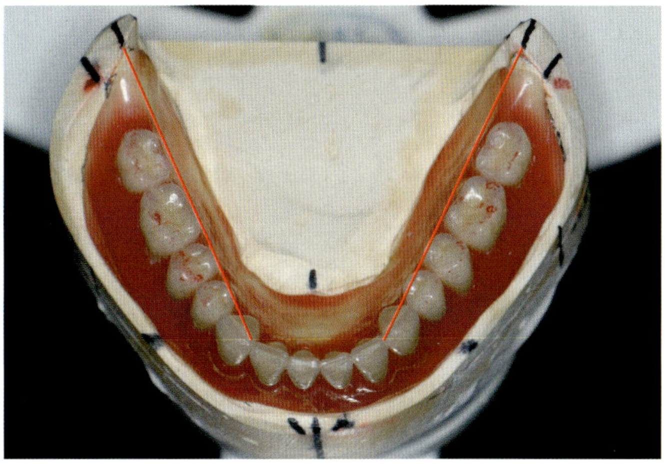

2-3-10. 파운드라인. 후구치삼각의 내측벽과 견치 근심 우각을 연결한 선이며 이 선보다 외측(협측 가까이)의 생리적 존에 인공치 배열되어 있는 것을 확인할 수 있다.

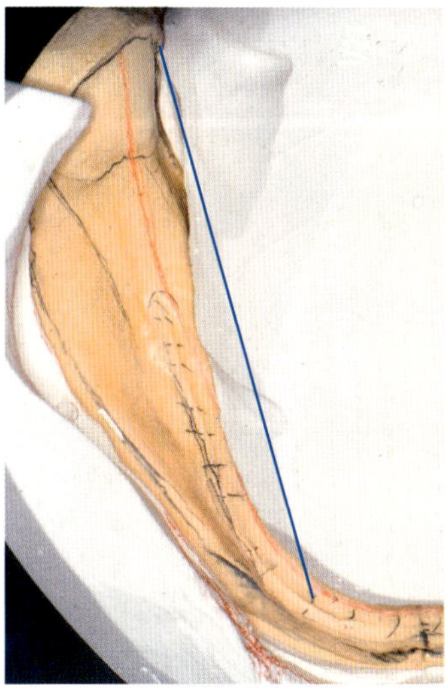

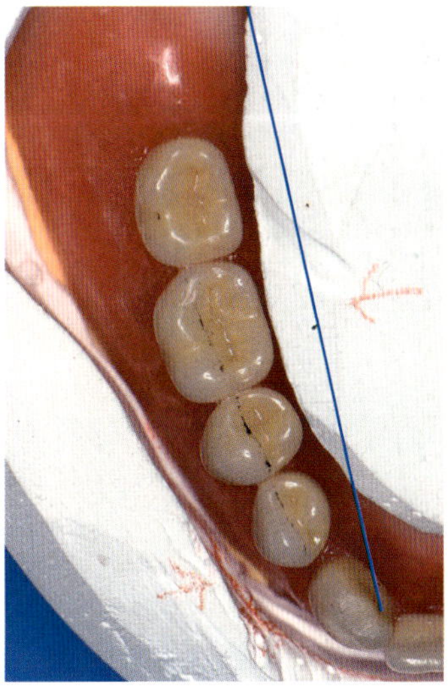

2-3-11, 12. 파운드라인과 혀의 영향. Denture space core를 사용하면 실제로 혀에 의한 영향이 어느 정도인지 보인다. 또한 파운드라인은 2차원적으로 보기 쉽지만 denture space core를 사용하면 3차원적으로 파악할 수 있어 악설골근선과의 관계도 알기 쉬워진다.

혀의 운동에 관한 요소

1. 파운드라인

파운드라인은 하악 인공치 배열의 협설적 가이드라인으로서 사용되는, 하악 견치 근심 우각~후구치삼각 설측면을 연결하는 직선을 가리킨다. 하악 인공치의 설측면을 연결하는 직선을 가리킨다. 하악 인공치의 설측면을 이 라인보다 안쪽에 배열하지 않는 것이 설방의 확보로 이어진다(2-3-10~12).

상악과의 교합관계에 의해 배열 위치가 협측 가까이가 되는데, 반대로 설측 가까이가 되는 것은 피해야 한다.

2. 발음 기능

발음은 음성학에서는 '조음'(음성기관이 소리를 내는 데에 필요한 위치를 잡거나 운동하는 것)이라고 부르며 모음과 자음에서 그 발음 방법이 다르다. 모음은 인두에서 나오는 음인 데 비해, 자음은 전치부 치열(자연치와 인공치)의 수직적·수평적인 피개 관계에서 변화되므로 전치부의 인공치 배열은 발음 기능에 중요한 역할을 한다.

또한 의치상을 장착한 환자의 음성은 구개측 및 혀와 하악에 생기는 공명강(외부로부터의 자극으로 고유 진동을 시작하는 부분)을 조정·변화시키는 것으로 만들어진다. 따라서 적절한 space of Donders(연경구개와 설배 상부 사이에 생기는 생리학적 공극)를 부여할 수 있는 교합 고경과 형태가 중요하다.

04 안모와 대향 관계에 근거한 인공치 선택의 기준

- 안모에 조화된 전치부의 인공치 선택과 가이드라인
- 교합 양식을 고려한 구치부의 인공치 선택과 가이드라인
- 증례에 따른 교합 양식의 고찰

배열에 앞서 이루어지는 인공치의 선택에는 해부학적인 관찰과 고찰이 중요하다. 형태적인 면에서만 봐도 ① 안모에 조화된 형태, ② 치조제의 크기에 적합한 크기, ③ 치조제의 대향 관계에 입각한 교합면(인공치) 형태 등을 근거로 할 필요가 있어(표 2-4), 모형뿐만 아니라 안모나 골격까지 파악하여 기공 작업에 임할 필요가 있다.

특히 발생학적 고찰로써 환자 고유의 골격 특징을 정면·측방면 사이의 계측으로 수치화하여 안모와 악운동 기능에 조화되는 객관적인 인공치 선택이 중요하다고 생각한다. 환자 고유의 안모, 표정, 기능, 색조, 형태, 교합 양식, 소재(도제 또는 레진)에 대해 객관적인 선택을 하지 않으면 환자의 만족을 얻을 수 없는 요인이 되는 경우가 있다.

아래에 전치부와 구치부로 나누어 저자가 생각하는 각각의 선택 기준을 해설한다.

전치부 인공치의 선택

전치부에서는 기능면 외에 심미적인 요건을 근거로 할 필요가 있다. 환자 개개인의 안모에 조화되는 인공치의 선택·배열의 가이드라인으로서 널리 알려져 있는 것은 Frush와 Fisher[1]가 1956년에 제창한 Dentogenics라는 개념이다.

Frush 등은 전치 인공치 배열에 있어서 성별(Sex), 성격(Personality), 연령(Age)(이른바 SPA 요소)을 고려한 배열법의 중요성을 호소했다. 그리고 vigorous type(절연 우각이 각진 치관 형태로 힘찬 남성 타입), delicate type(둥글며 늘씬하고 부드러운 느낌의 여성적인 배열), 중간형의 3종류를 제시하고 있다(2-4-1, 2).

또한 House 인공치(Dentsply)의 7 기본형에서는 Williams의 3 기본형(방형·타원형·첨형)을 베이스로 '방첨형', '방원형', '방첨원형', '첨원형'의 4형태를 추가하여 7분류로 하고 있다. 이렇게 풍부한 인공치 중에서 적절한 것을 선택하는 기준으로서 전문지에서는 예전부터 'Tooth indicator'(Dentsply)나 'Facial meter', 'Form selector'(Ivoclar Vivadent) 등의 계측기나 각종 몰드 차트가 소개되어 있다. 저자도 이러한 기준을 고려하여 환자 한 사람 한 사람의 골격·안모에 맞는 인공치 선택에 유의하고 있다(2-4-3~6).

표 2-4. 구치부 인공치 선택에 관한 기준의 일례

① 협설경은 의치상의 1/3 이내로 한다.
② 구치부 전체의 근원심경은 하악 견치의 원심 인접면으로부터 후구치삼각의 전연부까지의 거리로 한다.
③ 의치의 교합 상태(교합양식)는 하악 치조제의 조건과 상·하악 사이의 치조 대향축을 근거로 하여 결정한다.

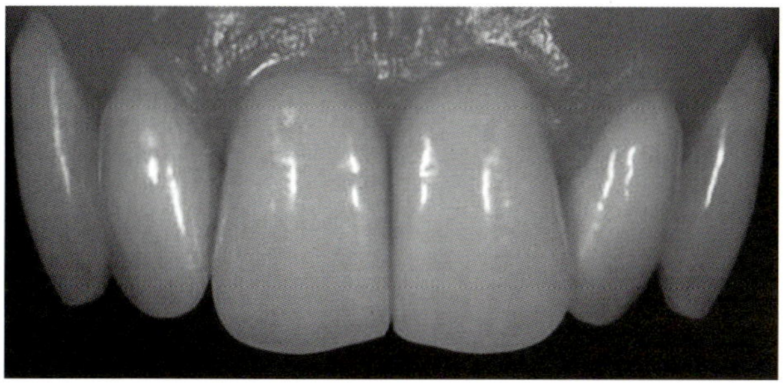

2-4-1. 성별에 따른 인공치 차이의 예. ① 여성용 둥근 형태의 인공치.

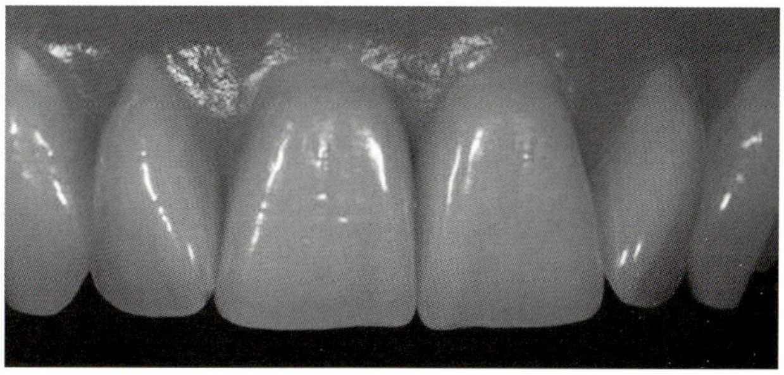

2-4-2. ② 남성용 각진 인공치.

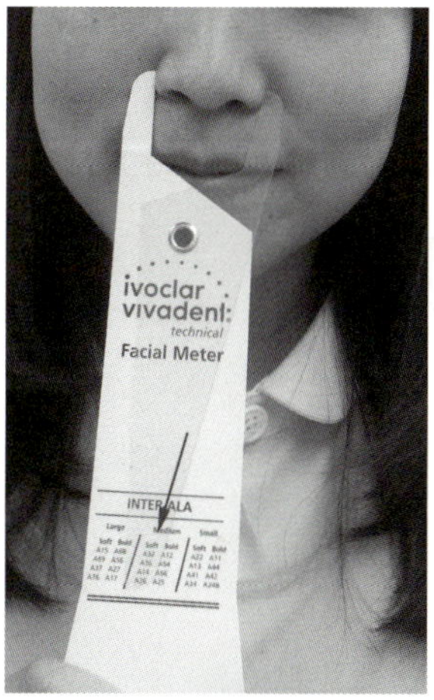

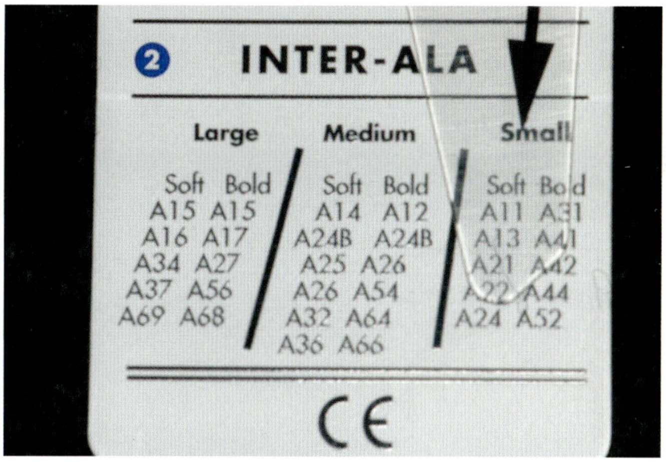

2-4-3, 4. 'Facial meter'(Ivoclar Vivadent)를 사용한 인공치의 선택법. 상·하 견치 첨두 위치의 기준이 되는 비익의 좌·우 간 거리를 측정하면 안모에 조화로운 치아 사이즈(small~large)의 기준이 표시된다. 그중에서 환자 개개인의 정보를 가미하여 몰드를 선택한다.

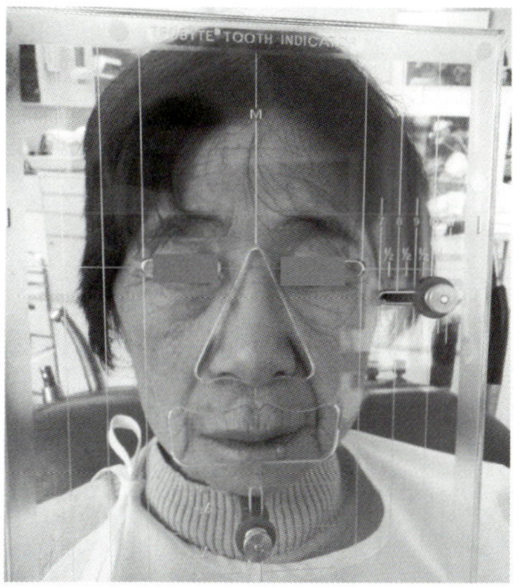

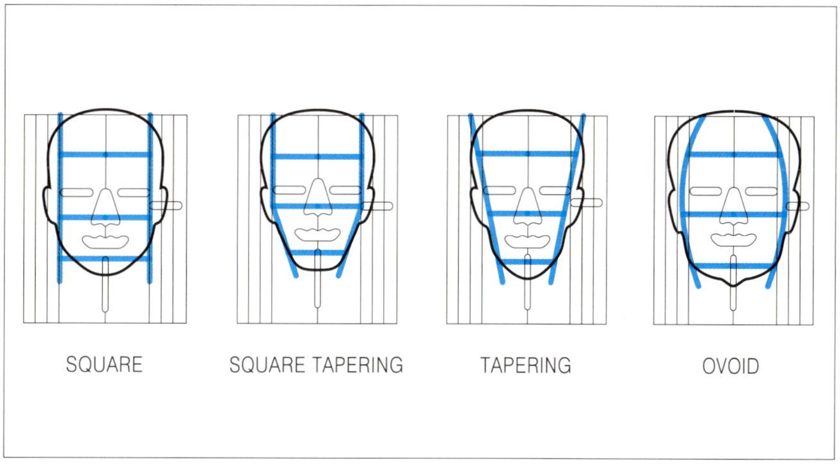

2-4-5, 6. 'Tooth indicator'(Dentsply)를 사용한 인공치 선택법. 환자의 얼굴 윤곽이나 코, 입술 등의 형태를 근거로 하여 3타입[방형(square), 타원형(ovoid), 첨형(tapering)] 및 그 복합계로 분류하여 형태에 맞는 인공치를 선택한다.

구치부 인공치의 선택에 관한 요소

1. 치조제 조건과 대악 관계

앞서 이야기한 것처럼 역학적 관점에서는 교합력을 잔존 조직(뼈)에 대하여 수직으로 가하는 경우에 생체의 부담이 가장 적어진다. 인공치의 치축 방향이 상·하악의 치조축을 연결하는 직선에 따르는 것 같은 형태로 배열시키는 것으로 치조 흡수의 방지나 의치상의 양호한 흡착을 얻는 것으로 이어진다(2-4-7, 8).

따라서 저자는 구치부의 인공치 선택에 있어서 우선 환자의 상·하악 치조골(치조제)의 위치와 방향을 반드시 확인하여 적절한 교합면과 neutral zone 안에 들어가는 형태를 가진 인공치를 검토한다는 순서를 거치고 있다.

2. 적절한 교합 양식의 선택

일반적으로 교두감합위에서 부여하는 교합 양식은 ① 표준적인 교합, ② lingualized occlusion(설측화 교합), ③ buccalized occlusion(협측화 교합), ④ crossbite(교차 교합) ⑤ monoplane occlusion(플랫 교합)의 다섯 가지가 있다. 증례에 따라(경우에 따라서는 동일 환자의 좌측과 우측의 사이에서도) 대악 관계는 다르므로 어떠한 증례에 어떤 교합 양식을 부여할지는 앞서 말한 대향 관계(역학)를 비롯한 여러 가지 조건으로부터 결정해야 한다. 또한 그에 따라 사용하는 인공치도 변경할 필요가 있다(2-4-9).

일반적인 증례(이른바 골격성 I급 증례)에서는 표준적인 교합 양식으로서 상악이 상대적으로 큰 증례(II급)의 경우는 테이퍼(taper)를 붙여 V자 형태로 힘을 가하는 교합에, 하악이 큰 증례(III급)에서는 교차 교합에 의해 八자 형태로 힘을 향하게 하는 것으로 역학적인 안정을 얻기 쉬워진다. 인공치 중에는 미리 특정 교합 양식에 대응하도록 형태가 조정되고 있는 것도 있으므로 그것을 이용하는 것도 유익할 것이다(2-4-10~12).

각각의 조건을 보지 않고 획일적인 교합 관계를 부여하고 있는 것만으로는 폭넓은 임상에는 대응할 수 없다.

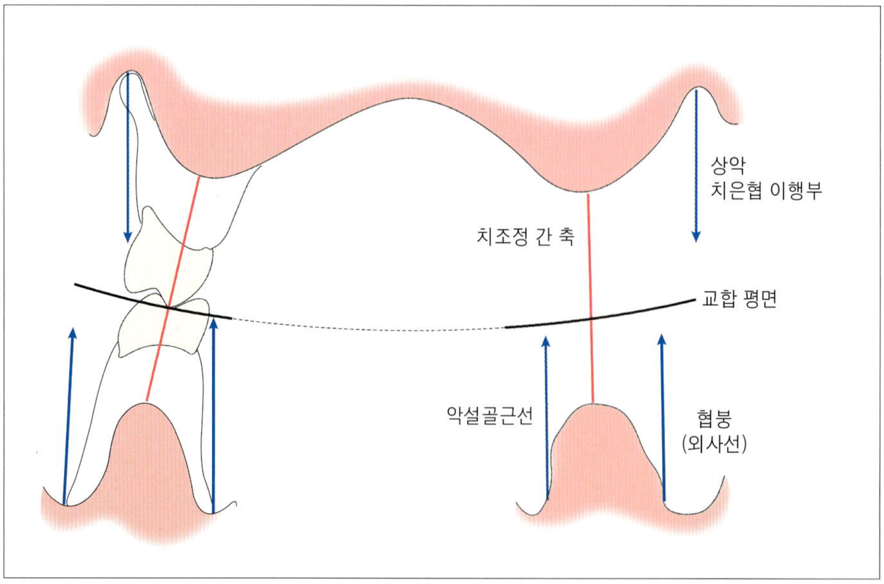

2-4-7. 교합 양식의 결정법. 상악의 치은협 이행부에서 그은 수선, 하악의 악설골근선, 협붕(외사선)의 각 라인을 연장한 선(파랑)을 그어 인공치를 배열하는 위치와 방향을 정한다(생리학적 고찰). 그 다음 치조정 간 축(빨강)에 가능한 한 직교하도록 교합 평면과 교합 양식을 결정한다(역학적 고찰).

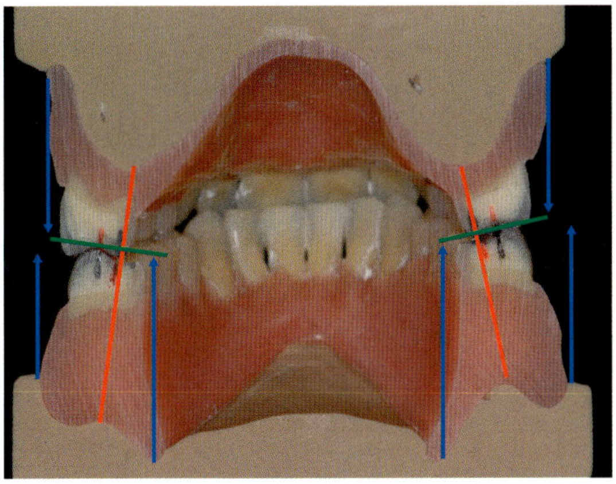

2-4-8. 실제로 인공치를 배열한 상태. 좌·우에서 치조정 간 축의 방향이 다른 것을 알 수 있다. 이러한 증례는 임상 현장에서 드물지 않게 '교합 양식을 먼저 결정하고 그에 맞추어 배열한다'라는 반대의 순서를 밟으면 적절하게 통제할 수 없는 힘이 주위 조직을 손상시키게 된다. 단단히 지지하고 있는 치조골에 최대한 힘을 집중시키는 것으로 연조직에 대한 응력을 경감시킨다.

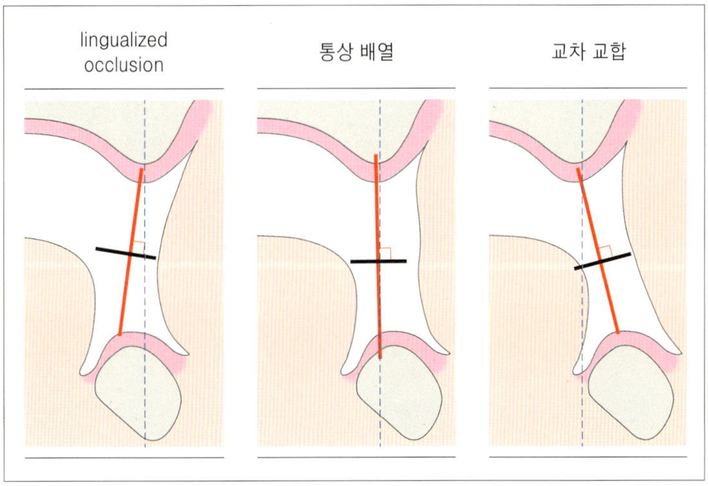

2-4-9. 증례에 따라서는 협설적인 배열 공간이 좁아 표준적인 교합 양식을 부여하는 것이 어려운 경우도 있다. 그 때는 공간의 양이나 치조정 간 축의 기울기 정도 등에 근거하여 lingualized occlusion이나 교차 교합을 선택하여 부여한다.

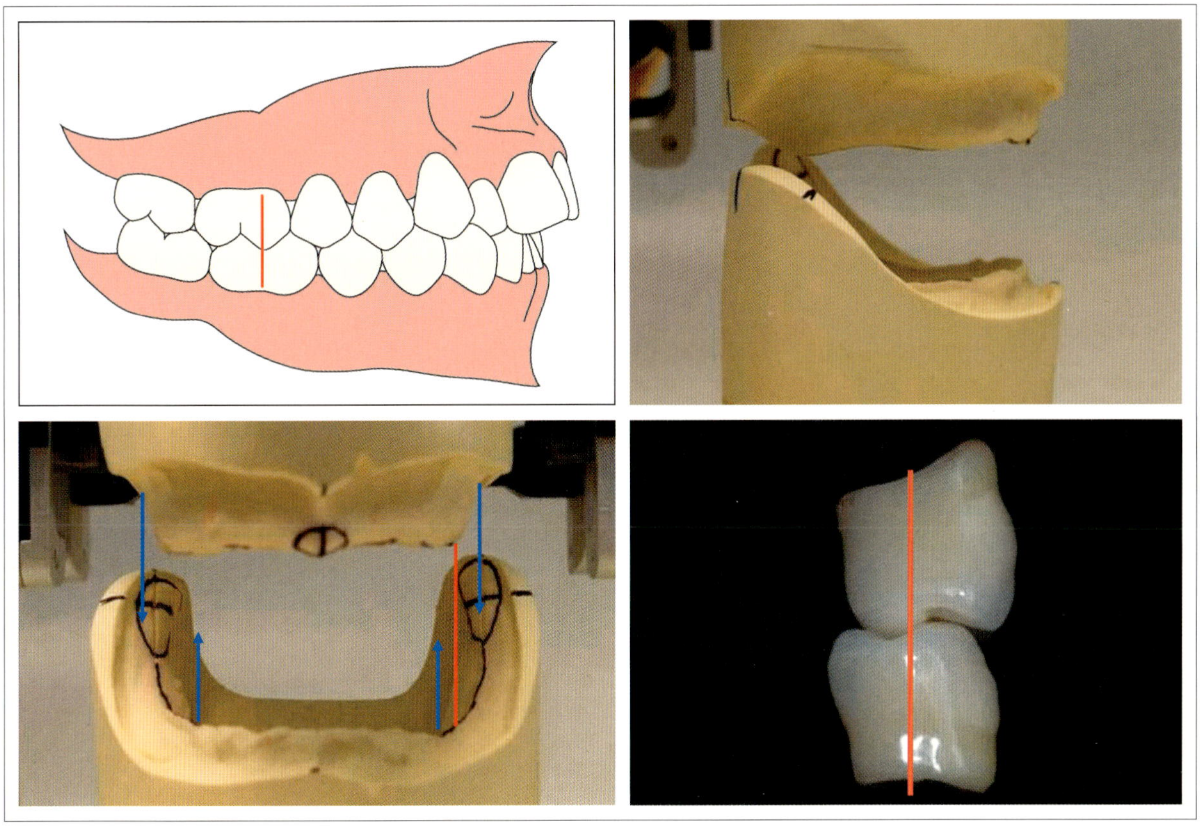

2-4-10. 악간관계에 의한 교합 양식의 결정 기준. ① 상·하악의 크기가 거의 같은(치조정 간 축의 기울기가 거의 없는) 경우에는 표준적인 교합 양식을 부여한다.

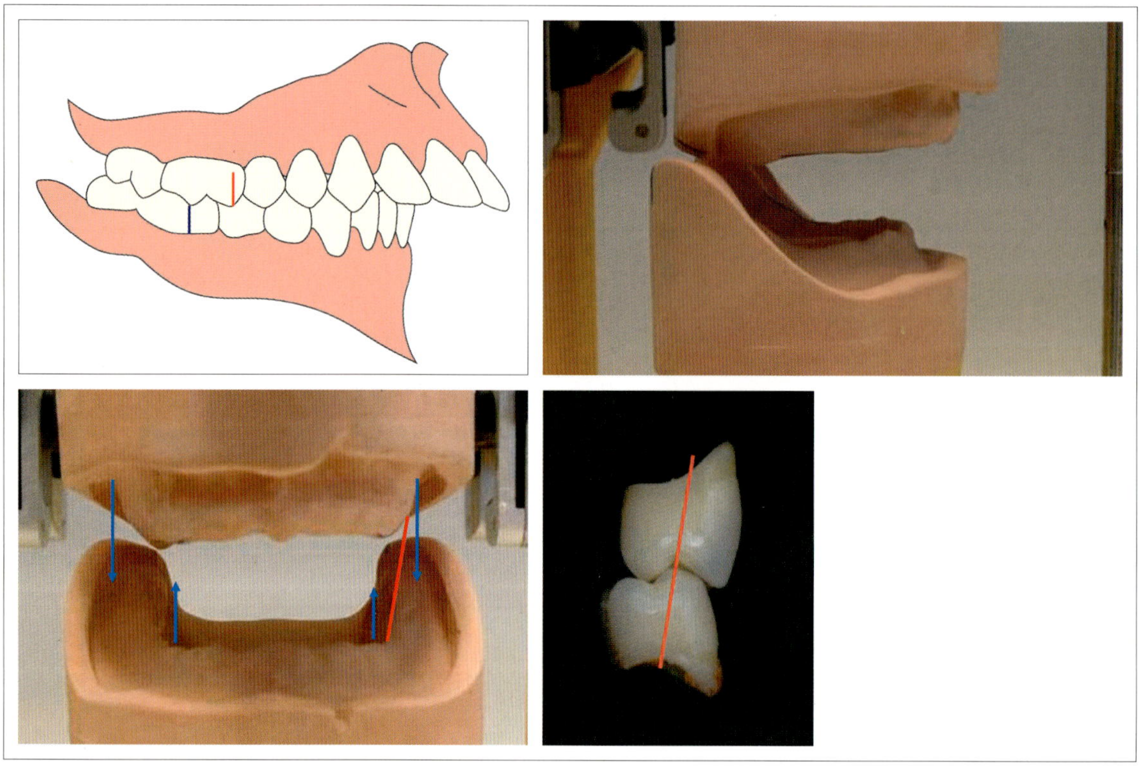

2–4–11. ② 하악에 비해 상악이 큰(골격성 II급의) 환자에서는 치조정 간 축이 V자 형이 되어 교합 양식의 변경이 요구된다. 테이퍼 교합(SR Orthosit; Ivoclar Vivadent의 T type) 또는 lingualized occlusion에 대응한다.

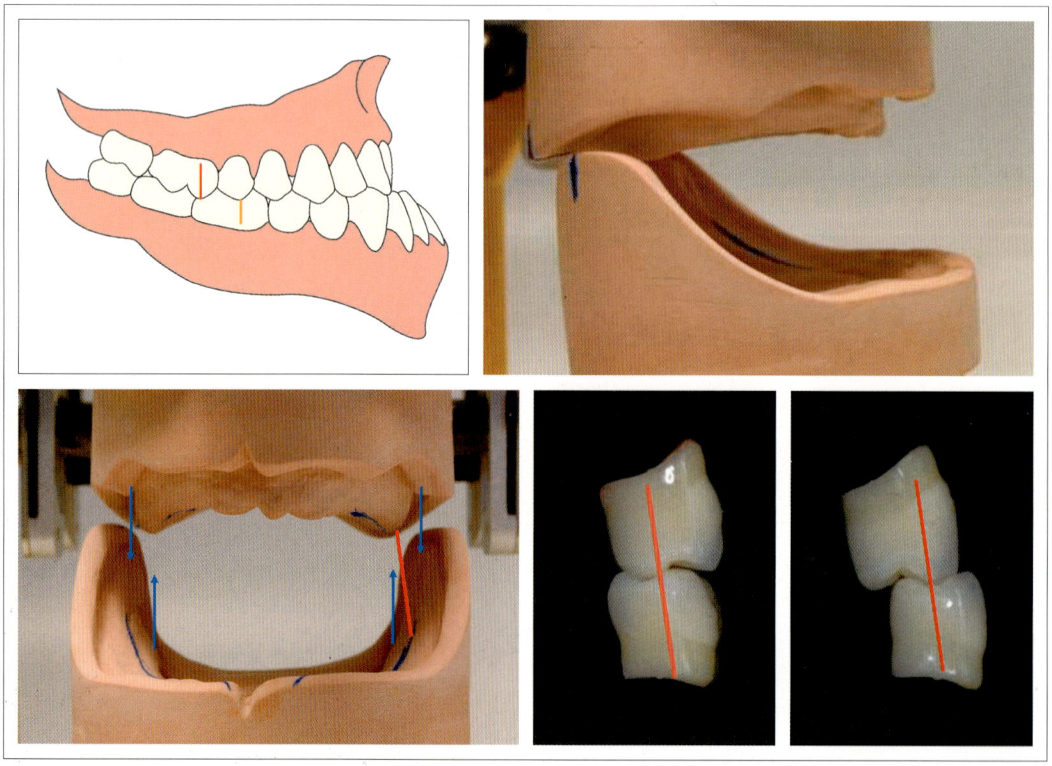

2–4–12. ③ 하악이 비교적 큰 III급 증례에서는 denture space가 매우 좁아져 역학, 생리학의 양면으로부터 배열에 연구가 필요하다. 이러한 경우는 교차 교합에 의해 치축에 따른 방향으로 교합 벡터를 분산시킨다(또는 SR Orthosit의 K type을 사용한다).

MEMO

05 전치부 인공치의 배열 기준

- 골격적 요소, 발생학적 요소, 생리학적 요소의 고찰
- 악운동에 조화된 오버바이트와 오버젯의 고찰
- 안모에 조화된 인공치 배열의 고찰

배열 가이드라인과 임상 술식

전치부의 배열은 환자의 안모나 발음 등을 비롯한 기능에 깊이 관여한다. 따라서 저자는 자연치가 상실되기 이전의 상태로 회복하는 것을 기대할 수 있다고 생각한다. 이것을 감안하지 않으면 장기간에 걸쳐 기능하고 있던 자기의 운동 이미지가 변경되어 버리는데다 다른 사람처럼 보이게 되는 경우가 많기 때문이다. 술자는 주위 조직의 존재를 고려하여 유치악 시의 치열을 가능하면 회복할 수 있도록 고안해야 한다.

저자가 생각하는 전치부 배열의 원리·원칙은 표 2-5와 같다. 다시 말하지만 '유치악 시의 치열을 회복시킨다', '환자 고유의 배열을 부여한다'는 것이 대전제가 되므로 단순히 인접치와의 관계뿐만 아니라 해부학적 랜드마크를 비롯한 주위 조직(statics; 정적인 위치)과 근육의 영향(dynamics; 동적인 위치)을 관찰하여 배열해나가는 것이 바람직하다. 경우에 따라서는 좌·우 대칭적인 배열이 되지 않는 경우도 있지만 무리하게 획일적인 배열을 하는 것보다 임상적인 예후는 양호하다고 경험적으로 느끼고 있다.

아래에 구체적인 배열의 포인트를 순서대로 해설한다.

1. 상악 중절치의 배열

안모에 조화된 정중선을 좌·우적 기준으로 하여 순설적으로는 인공치 순측면이 절치 유두로부터 전방으로 약 7~9mm에 위치하도록 상악 중절치를 배열한다. 이것은 인공치의 순설적 폭경에 근거한 수치이며 설측 치경부를 절치 유두정의 위치에 맞추면 규정된 위치로 가져가기 쉽다(2-5-1~3). 단, 인공치의 설측 치경 라인과 절치 유두와의 관계는 구개 형성(깊은지 얕은지)에 따라 다르다. 구개가 얕으면 기준점인 절치 유두정이 전방쪽에, 깊으면 절치 유두의 거의 중앙이 되는 경향이 있다.

기저부의 위치가 정해졌다면 절연이 반대턱의 치은협 이행부를 향하도록 순설적인 치축을 조정한다(2-5-4, 5). 하악 치은협 이행부를 향해 절연 방향을 조정하면 인공치가 앞으로 돌출되는 것을 막을 수 있어 구순과의 심미적, 기능적 조화를 얻기 쉬워진다.

또한 상·하적으로는 웃을 때 치아가 보이는 것을 고려하여 절연 위치가 교합 고경의 1/2+2mm가 되는 것을 기준으로 환자의 상순 하연과 하순의 관계에서 결정한다(2-5-6, 7).

표 2-5. 전치부 인공치 배열의 원리·원칙

① 상·하악 치조제로부터 골격적 요소, 발생학적 요소, 생리학적 요소를 고찰하여 배열 위치를 결정한다.
② 고딕 아치 등에 의해 고유 악운동을 기록하고 거기에 조화된 배열을 한다.
③ 안모와의 조화를 추구하여 가상 교합 평면을 회복하는 객관적 기준(가이드라인)을 고찰한다.

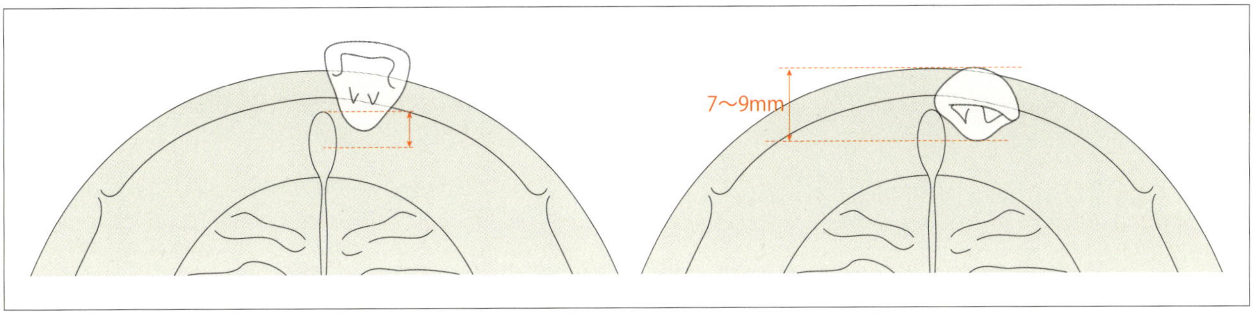

2-5-1. 상악 중절치의 설측은 절치 유두정으로부터 첨두까지를 가이드라인으로 한다. 또한 절치 유두로부터 중절치의 순측면까지는 약 7~9mm를 기준으로 한다.

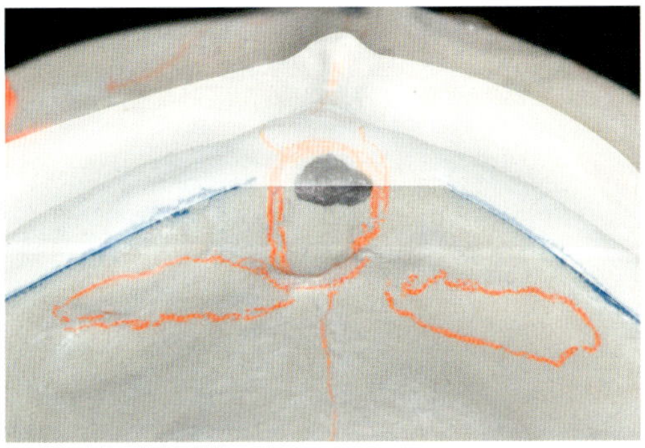

2-5-2. 2-5-1의 기준에 따르면 치조정~치은협 이행부의 공간이 인공치 배열 위치의 기준이 된다.

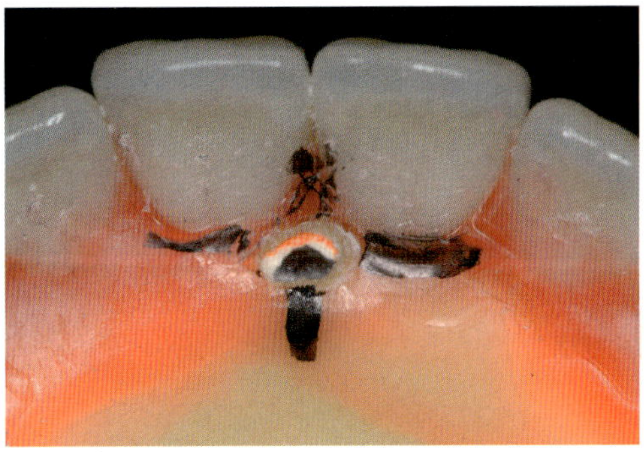

2-5-3. 중절치 배열 후 절치 유두정과의 위치 관계.

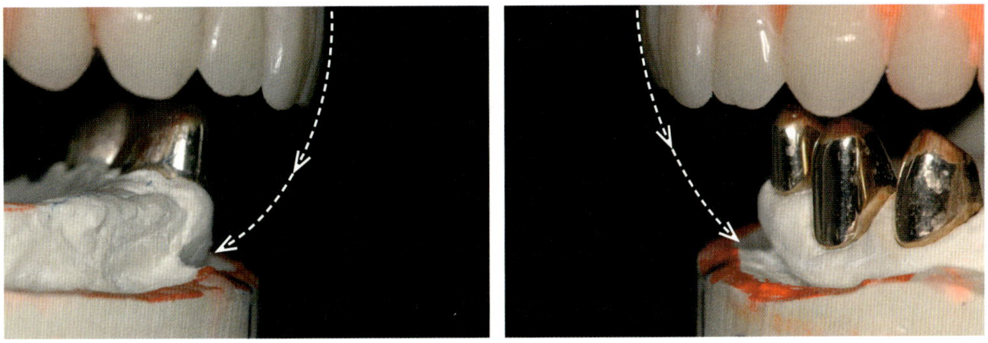

2-5-4, 5. 중절치의 절연 방향은 하악 순측의 치은협 이행부를 향하게 하는 것으로 심미적·기능적인 구순과의 조화를 얻을 수 있다.

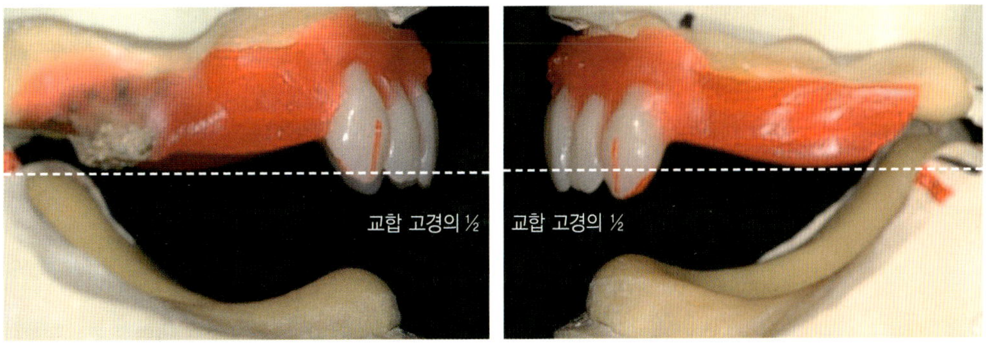

2-5-6, 7. 수직적 가이드라인은 교합 고경의 1/2+α가 기준이 되는데 이 +α 부분은 2mm를 기준으로 상·하 구순과의 균형이나 대악 관계에 따라 결정된다.

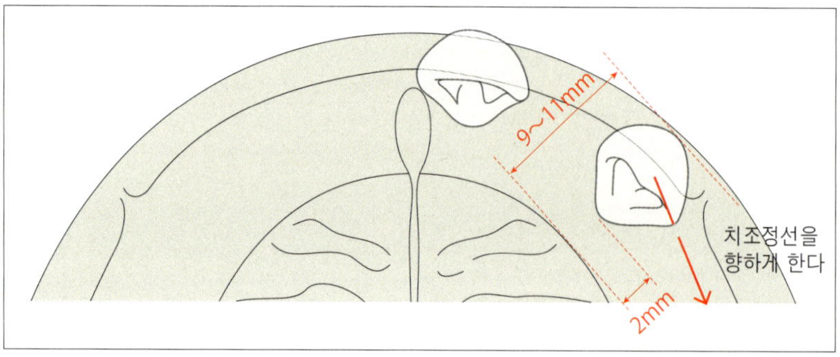

2-5-8. 견치의 배열 기준. 제1횡구개주름에서 2mm 정도 떨어뜨려 배열한다. 이 위치는 전치부와 구치부가 전환되는 장소이며 치조정선의 기울기가 변하는 경우도 있다. 수평적인 치축은 원심 우각을 치조정 방향에 일치시킨다.

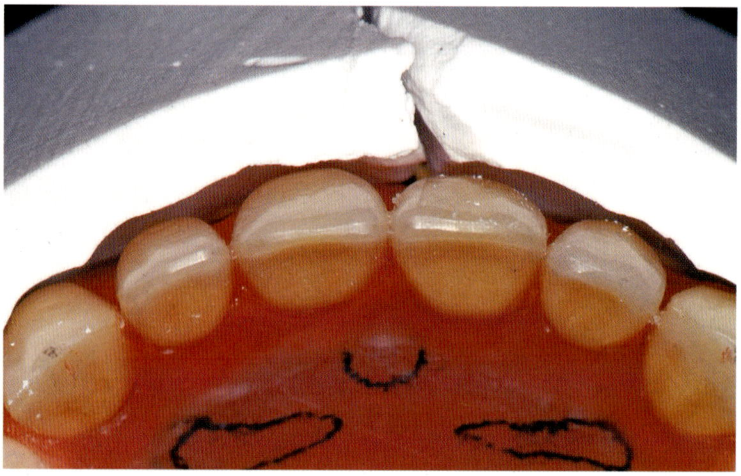

2-5-9. 배열 후의 전치부와 denture space와의 관계. 치은협 이행부보다 외측(순협측)은 당연하지만 가동 점막이다. 인공치 치관부가 치은협 이행부보다 돌출되면 그만큼 바깥 조직으로부터 생리학적인 힘을 받게 된다.

2. 상악 견치의 배열

상악 견치의 첨두는 구각선(비익 바로 아래)의 위치에 맞춘다. 협설적인 위치는 제1횡구개주름의 끝에서 약 2mm 떨어진 위치에 치경부가 오도록 배치한다. 중절치와 마찬가지로 인공치 사이즈를 생각하면 협설적으로는 제1횡구개주름으로부터 9~11mm의 범위에서 인공치 순측이 놓이게 되어 난배(乱排) 시킬 때도 이 기준 안에 들어오도록 한다(2-5-8). 생리학상 치관부가 치은협 이행부보다 튀어나오지 않도록 하는 것이 중요하다(2-5-9).

견치의 원심 우각은 치조정선(치열궁)의 방향으로 각각 향하므로 좌·우에서 방향이 다른 것도 있다. 수평적인 위치(높이)는 좌·우의 동공선을 기준으로 안모와의 균형, 환자의 요망을 고려한다.

3. 상악 측절치의 배열

상악 측절치는 중절치와 견치 사이 공간에 배열하는데 치조궁의 형태와 안모에 조화시키도록 한다. 측절치의 배열 방식으로 환자에게 맞는 개성을 표현할 수도 있다.

또한 기능적으로는 묘기된 고딕 아치와 습관성 전측방 운동량을 고려한다. 이들은 하악과의 수평 피개량(오버젯)을 결정할 때의 참고 정보가 된다.

4. 하악 인공치의 배열

하악 중절치 절연의 수직적 기준은 교합 고경의 1/2에 해당하는 높이로 하며 순설적으로는 인공치의 기저면(치경부)이 치조제의 순측골 위에 있는 것을 기준으로 한다. 또한 순측 절연은 상·하악에서의 불필요한 간섭을 막기 위해

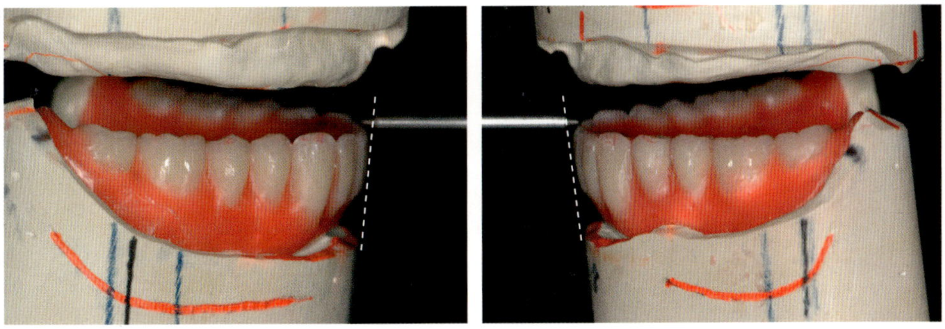

2-5-10, 11. 하악 전치는 모형의 측면보다 전방으로 기울어지지 않도록 유의한다.

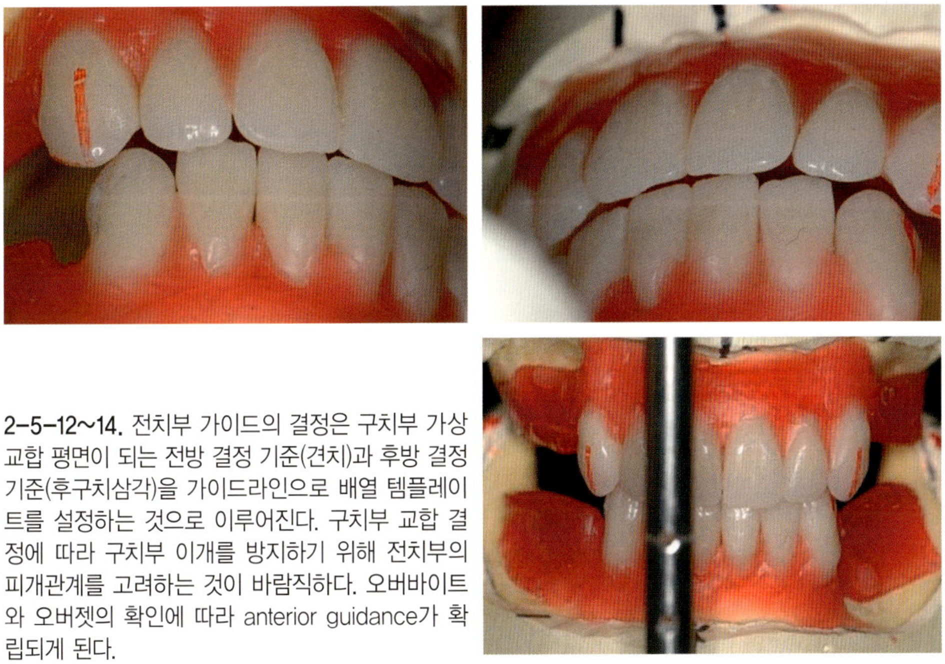

2-5-12~14. 전치부 가이드의 결정은 구치부 가상 교합 평면이 되는 전방 결정 기준(견치)과 후방 결정 기준(후구치삼각)을 가이드라인으로 배열 템플레이트를 설정하는 것으로 이루어진다. 구치부 교합 결정에 따라 구치부 이개를 방지하기 위해 전치부의 피개관계를 고려하는 것이 바람직하다. 오버바이트와 오버젯의 확인에 따라 anterior guidance가 확립되게 된다.

하악 모형 변연보다 앞으로 돌출되지 않도록 하순(구륜근, 턱끝근)을 고려한 위치에 배열하는 것이 바람직하다(2-5-10, 11). 상악과 마찬가지로 마주 보는 상악의 치은협 이행부에 절연 방향을 향하게 하는 것이 좋다.

하악 견치는 상악 측절치와 상악 견치의 중간에 위치하게 하며 상악 견치의 중앙 발육엽과 하악 견치의 원심 발육엽이 조화되도록 방향과 포지션을 조정한다. 이것으로 인해 안정된 구치부의 교합 벡터를 얻을 수 있다. 하악 견치의 원심 우각은 상악과 마찬가지로 치조정 방향을 향해 치열궁에 조화된 측방 벡터를 결정한다.

하악 측절치는 상악과 마찬가지로 환자의 표정에 조화되도록 배열한다.

5. 수직 피개(오버바이트)의 조정

하악 인공치의 배열 후 오버바이트와 오버젯을 조정한다. 오버바이트의 양은 상·하악 중절치의 배열 기준에서 2mm를 기준으로 하고 있지만 기능적으로는 anterior guidance에 의한 불안정을 피하기 위한 의치상의 기능적 밸런스가 우선된다.

하악의 안정을 얻기 어렵다고 판단할 수 있는 증례에서는 오버바이트 양을 줄이고 오버젯 양을 충분히 확보하는 것이 좋다. 이렇게 함으로써 순측 치조점막의 flabby gum의 예방 효과도 얻을 수 있다(2-5-12~14).

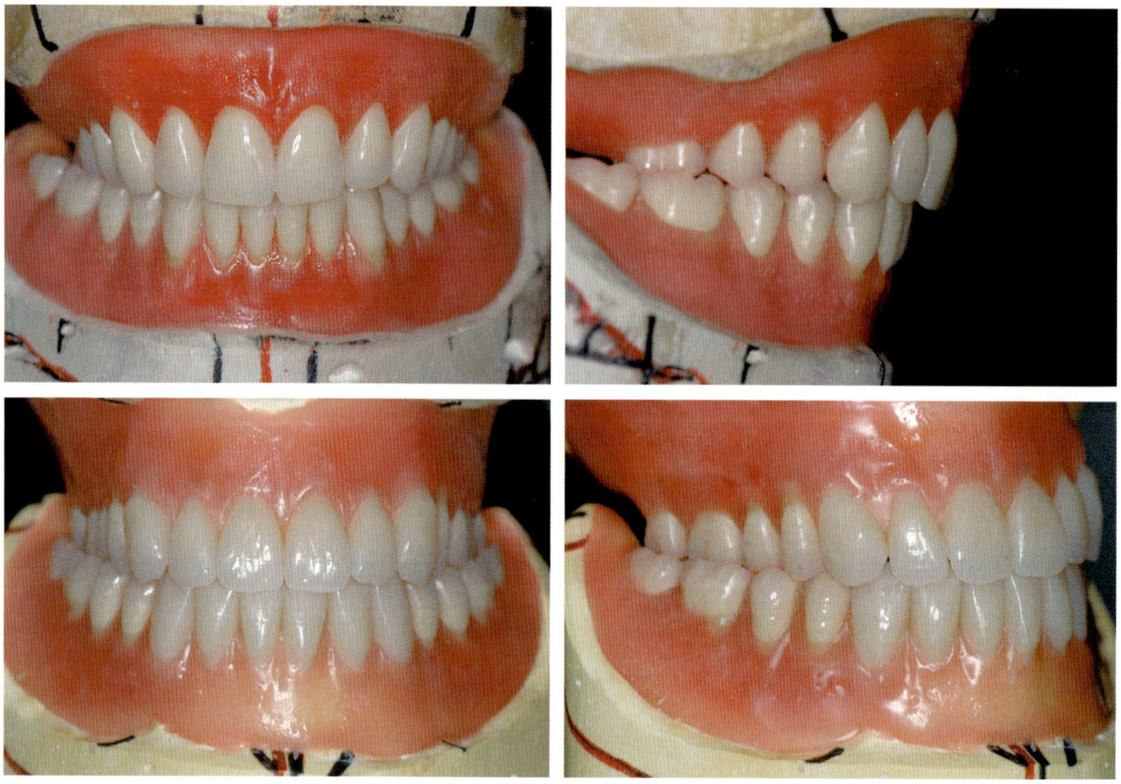

2-5-15~18. 오버바이트, 오버젯의 양은 대향 관계와 악운동에 따라 변화한다. 모든 증례에 똑같은 피개를 부여해도 의치의 안정이 도모되는 일은 적다.

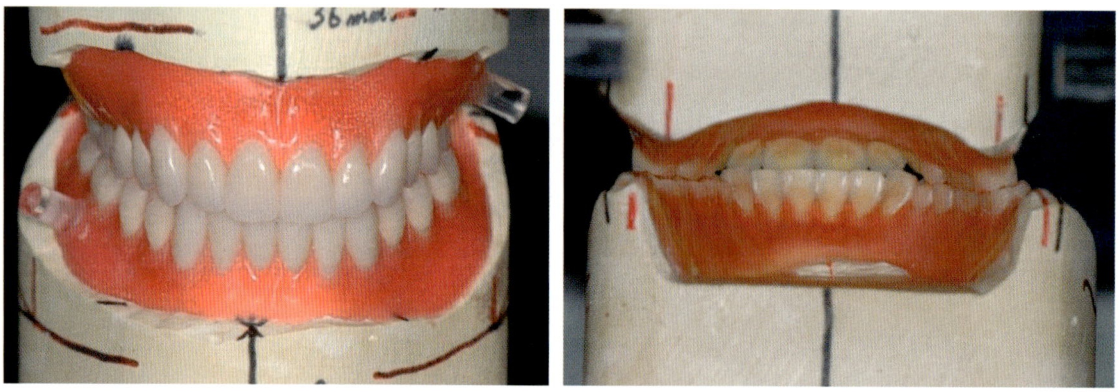

2-5-19, 20 전치의 피개관계는 구치 배열 후에 다시 조정한다.

6. 오버젯의 조정

오버젯 양은 고딕 아치 묘기로 얻어진 환자 고유의 전방운동량에 따라 고찰한다. 저작 운동 시의 간섭을 피하기 위해 II급 증례(Deep Bite; 하악 후퇴 증례)에서는 1류, 2류 모두 3.0~3.5mm, III급 증례(cross bite; 하악 전돌 또는 절연 교합 증례)에서는 0.5~1.0mm라고 하는, 자연치열 상태를 고려한 피개를 부여하는 것이 바람직하다(2-5-15~20).

이들 가이드라인에 따라 모형상에서 배열된 납의치(wax trial denture)는 최종적으로는 구강 내 시적으로 그 잘잘못을 확인해야 한다. 순설적 위치는 상순의 풍융으로부터 절연의 기울기에 대해서는 안정위에서 하순과의 관계로부터 판단된다. 발음 기능에 있어서는 'F' 음과 'V' 음의 발성 시에 하순 습부의 최대 풍융에 닿고 있는 것, 발성 시의 불편감이 없는 것을 환자에게 확인시킨다.

MEMO

06 구치부 인공치의 배열 기준

- 다른 증례에 따른 배열 템플레이트의 응용법
- 협설적 위치 결정의 기준치와 가이드라인
- 역학적·생리학적인 교합 관계와 교합 양식

배열 기준으로서의 교합 '곡면'을 생각한다

구치부에서는 치조제의 흡수 정도나 상의 유지력, 구강 주위근군과의 균형, 상·하악과의 대향 관계, 협설적인 치조제의 폭(denture space), 교합 고경 등을 감안하여 기능을 주체로 총의치의 안정을 도모하는 배열과 교합 양식을 부여해야 한다. 구치부에 사용되는 시판 인공치는 다양한데 어떠한 것을 사용하든 증례에 따른 의치상의 기능적 유지·안정을 생각하는 것이 가장 중요하다.

구치부 배열에 있어서 가장 중요한 요건은 볼과 혀에서 받는 힘이 평형 상태를 유지하도록 자연치열이 상실되기 전의 상태로 치열을 회복하는 것이다. 포지션을 결정하기 위한 가이드라인에는 수직적 기준과 수평적 기준이 있는데, 전자는 환자의 골격으로부터 구하는 캠퍼 평면 등, 후자는 후구치삼각과 견치를 지표로 하는 파운드라인 등이 해당된다.

구치의 인공치 배열은 상악으로부터의 배열법과 하악으로부터의 배열법을 생각할 수 있다. 두 가지 모두 수직적 기준은 캠퍼 평면이 가이드라인이 되지만 그 선택은 술자의 사고방식에 따라 다르다.

상악으로부터 배열하는 근거로서는 시상면에 있어서 두개골을 기준으로 한 캠퍼 평면과 평행하게, 전두면에서는 좌·우의 동공선과 평행하게 각각 배열하는 것이다. 그러나 협설적인 배열 기준이 되는 가이드라인은 부족하다고 생각된다.

한편 하악법에서는 수평적(협설적) 위치 결정의 기준을 참고로 할 수 있다(2-6-1, 2). 협설적으로는 파운드라인과 치조제(치조정)가 가이드라인이 되며 설측은 악설골근선 위, 협측은 외사선(협붕)의 범위 내에 배열하는 것이 바람직하다. 또한 전두면의 기준은 상악법과 마찬가지로 좌·우의 동공선인데, 시상면에서는 전방 기준점과 후방 기준점의 설정에 배열 템플레이트를 사용하여 환자 고유의 교합 만곡을 설정하여 배열을 할 수 있다. 단, 하악으로부터 배열하기 위해 하악위의 결정이 조건이 되며 최종적인 캠퍼 평면과의 정합성을 고려할 필요가 있다고 생각된다.

하악법을 채용하는 것은 임상적 우위성이 높다고 할 수 있으며 저자의 임상 기공에서도 그 대부분을 하악법으로 배열하고 있다.

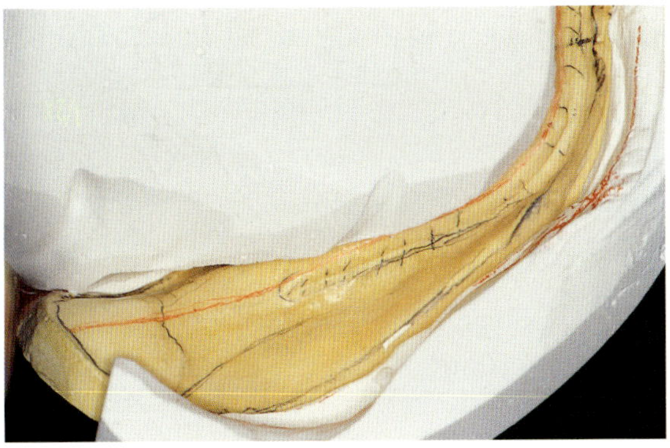

2-6-1. 하악 인공치의 배열 기준이 되는 부위. ① 악설골근선과 외사선~협붕. 협설적으로 이 범위 내에 인공치를 위치시키는 것이 생리학적인 안정으로 이어진다.

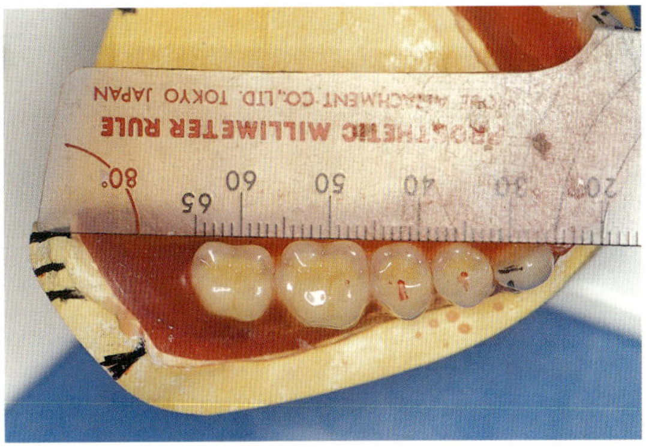

2-6-2. ② 파운드라인(견치 근심 우각~후구치삼각 내측벽을 연결하는 선). 설방을 저해하지 않는 배열 한계의 기준이 된다.

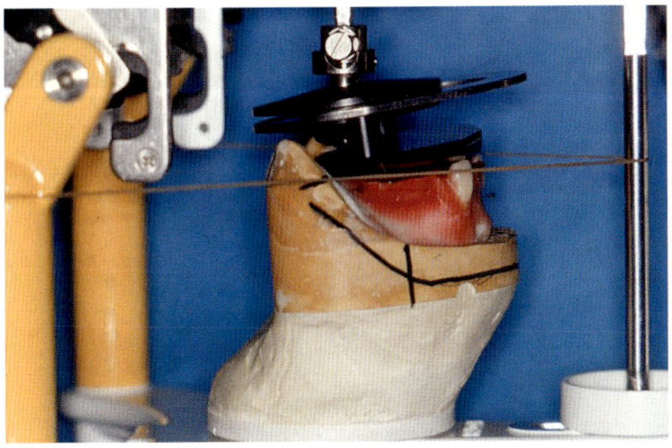

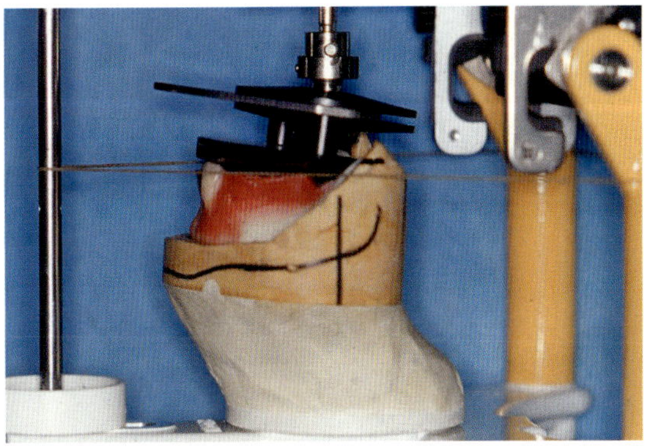

2-6-3, 4. 배열 템플레이트의 설정 기준은 전방은 견치의 첨두~원심 우각, 후방은 후구치삼각의 1/2~상연이다.

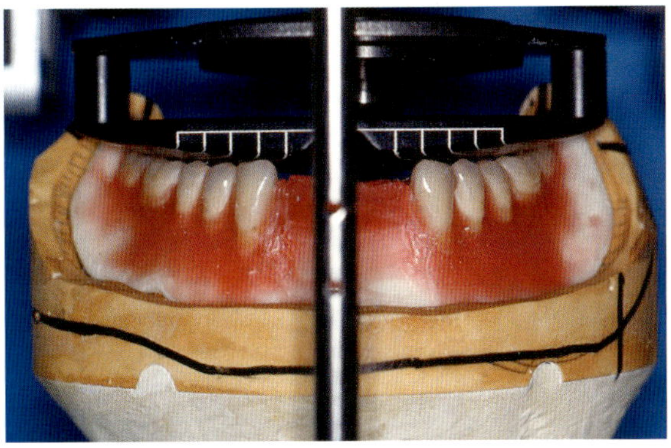

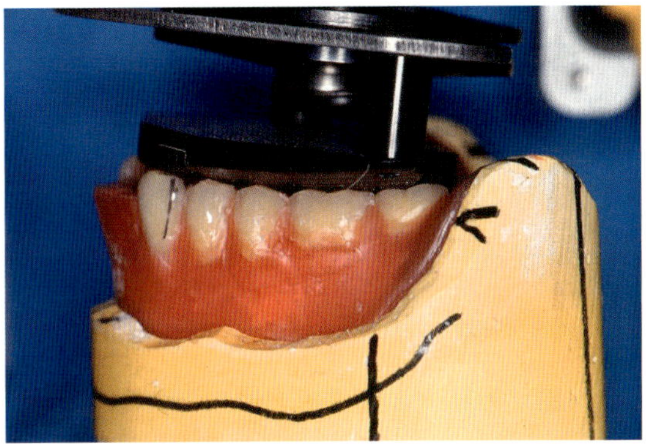

2-6-5, 6. 이 템플레이트에 맞추어 배열하는 것으로 조절 만곡(스피 만곡, 윌슨 만곡)을 재현할 수 있다.

1. 구치부 배열의 수직적 기준

캠퍼 평면은 두개의 기준으로서 상정한 평면이며 양측의 비익하점과 외이도의 상연을 연결한 선으로 결정된다. 이 평면은 자연치열기의 교합 평면과 거의 평행한 관계에 있는 것으로부터 치과 보철학의 중요한 가상 교합 평면 결정의 가이드라인으로서 사용되고 있다.

템플레이트 후방을 후구치삼각의 1/2 상연에, 전방을 하악 견치의 첨두~원심 우각에 수직적인 기준을 설정하는 것으로 캠퍼 평면을 가이드라인으로 하는 배열을 할 수 있다(2-6-3~6). 이것에 의해 본윌 삼각의 사고방식에 입각하여 하악 치조제의 형태에 조화된 인공치 배열과 교합 양식을 부여한다.

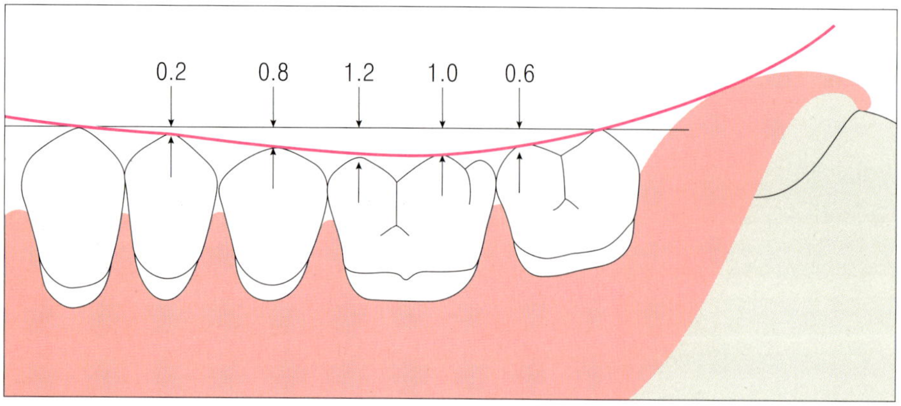

2-6-7. 스피 만곡(문헌[1]). 가상 교합 평면의 가이드라인과 하악 치조제를 고려하여 anterior guidance(오버바이트와 오버젯)의 양에 따라 결정된다(그림 안의 수치 단위: mm).

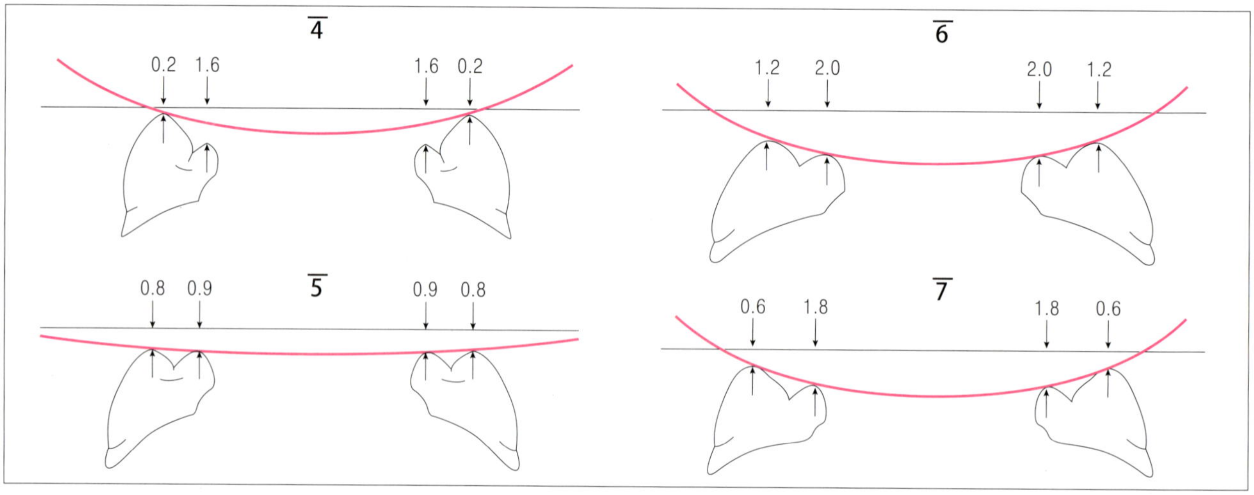

2-6-8. 윌슨 만곡(문헌[2]). 상·하악 치조제의 치조축에 따라 만곡(Monson curve)이 결정된다(그림 안의 수치 단위: mm).

2. 구치부 배열의 수평적 기준

수평적 기준으로서는 교합 만곡으로서 스피 만곡과 윌슨 만곡을 부여한다. 이것에 의해 구강 내에서의 교두 간섭을 발생시키지 않도록 한다(2–6–7, 8). 가상 교합 만곡의 기준은 앞서 말한 기준으로 설정한 배열 템플레이트를 사용하여 시행한다.

이때 협설적으로는 인공치가 파운드라인보다 설측 가까이가 되지 않도록 주의한다. 교합력을 정확하게 분산시키기 위해서도 인공적 중앙구(중앙 홈)는 치조정 선 위에 위치시키는 것이 바람직하다. 또한 협근과의 관계를 고려하여 의치상을 포함한 연마면 형태가 소구치부(볼굴대, modiolus)에서 가장 폭이 좁아지므로 하악의 제1소구치부는 협측 교두가 거의 치조정 위에 위치하도록 인공치를 배열하는 것이 좋다(2–6–9).

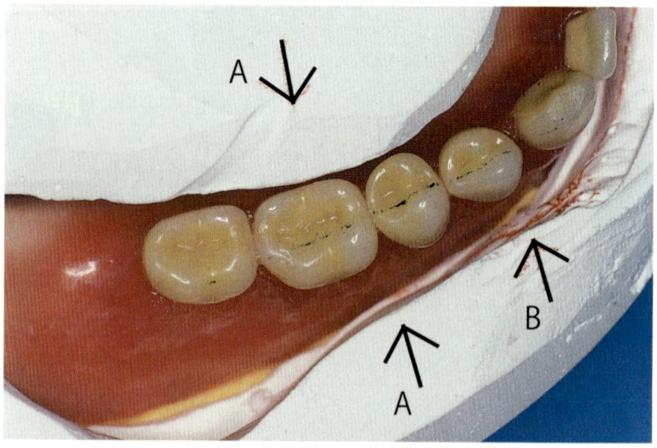

2-6-9. 구치부의 denture space core. 제1대구치는 denture space core의 최대 팽륭부(혀와 볼에서 가장 힘을 받는 위치. A)를 기준으로 배열한다. 또한 볼굴대 주위에서 협착하고 있는 것을 알 수 있다(B). 이 점을 고려하지 않으면 의치의 안정은 얻을 수 없다.

구치부 배열의 주의사항

구치부 배열에서 모형으로부터 알아내야 할 정보는 대악 관계, 치조정선, 협붕(외사선), 악설골근선, 후구치삼각이다. 자연치가 상실되면 하악의 치조제는 하방으로 수직적 침하 퇴축·흡수하고, 상악 치조제에서는 구개측을 향해 치조가 퇴축된다. 이 경향을 고려하여 유치악 시의 치열을 회복하는 것에 의해 협점막과 설방의 균형 잡힌 총의치를 제작하는 것이 가능해진다. 치조정선으로부터 치열(아치)이 좌·우적 확대에 대한 정보를 알아내 환자의 골격이나 대악 관계를 판단하여 교합 양식을 고찰하는 것이 중요하다(골격에 의한 교합 양식의 선택 기준은 Part 2-4를 참조).

또한 이것은 저자의 경험적인 이론이지만 묘기된 환자 고유의 고딕 아치는 인공치의 치축을 결정하는 데 참고가 된다. 환자의 악운동 방향과 구치부의 교합면이 일치하도록 인공치의 방향을 조정하면 좋다(2-6-10~12).

후방의 후구치삼각까지의 치조 시상 경사각이 22.5~23° 이상인 부위에 대해서는 인공치의 배열을 피하거나 교합 접촉하지 않도록 대처하는 것이 교합의 안정을 위해 바람직하다(2-6-13, 14).

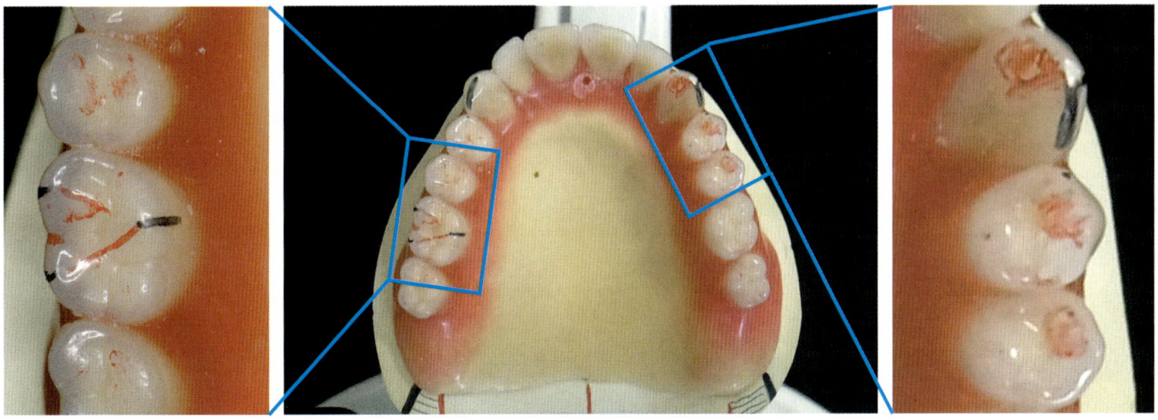

2-6-10~12. 고딕 아치는 환자 고유의 악운동의 기록이며 여기에 조화된 방향으로 구치를 배열함으로써 간섭이 적은 배열이 가능해진다(작업 측에는 group function, 평형측에는 semi balanced occlusion을 부여).

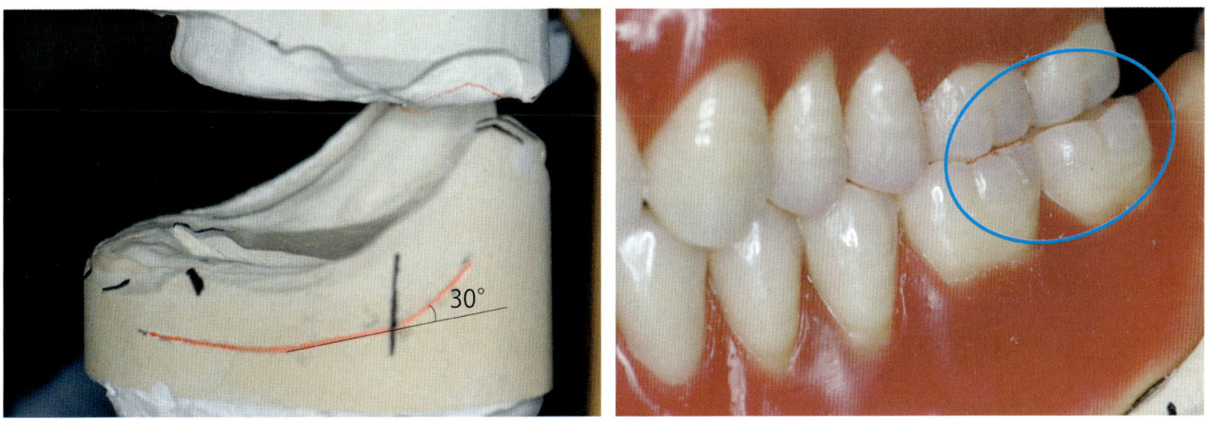

2-6-13, 14. 스키존이라 불리는 치조제의 시상 경사각이 22.5~23°가 되는 경우에는 그 부위에의 배열을 피하거나 같은 부위에 있는 인공치의 교합 접촉을 피하도록 대처한다(이 증례는 30°였다).

배열 후의 확인

배열 후에는 denture space core를 사용하여 인공치의 협설적 위치를 생리학적으로 고찰한다. 설측에 있어서는 파운드라인과 설방의 관계성을, 협측에서는 볼굴대와 협점막의 관계성을 관찰하여 순설적으로는 턱끝근 및 구륜근과의 관계를 각각 확인하여 생리학적인 인공치 포지션을 얻고 있는 것이나 주위의 근육, 점막 조직과의 형태적 조화가 도모되고 있는 것을 확인한다(2-6-15~18).

또한 이때 교합의 구축에 대해서도 확인해둔다. 인공치의 치축의 어긋남도 교합 접촉점에 관여해오므로 수정이 쉬운 왁스 단계에서 가능라면 치축을 확인하여 교합면 조정에 들어가야 한다. 치축을 검토하지 않고 갑자기 교합면의 삭제(grinding) 조정에 들어가는 것은 피해야 한다.

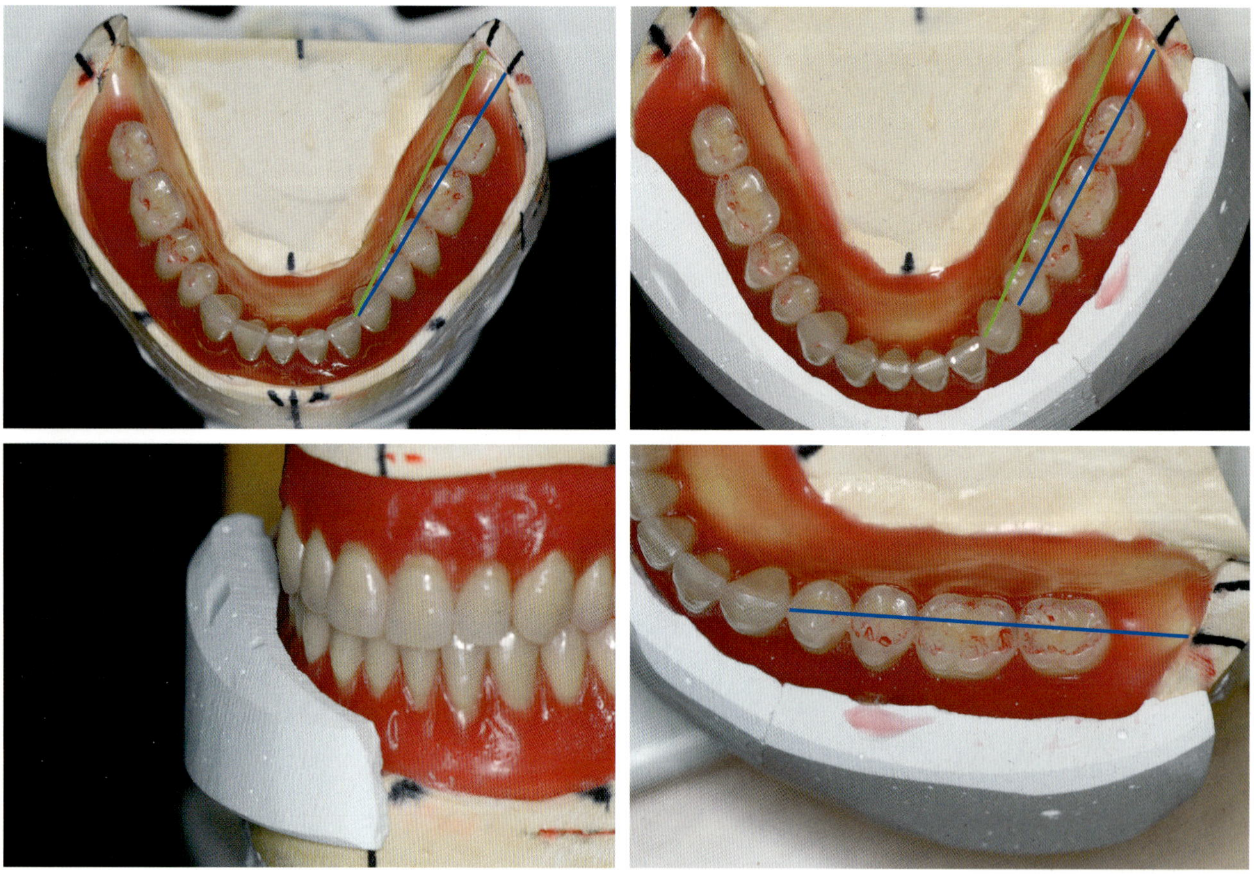

2-6-15~18. 하악은 악운동에 의한 생리학적 영향을 받기 쉬우므로 인공치를 배열하는 포지션은 중요하다. 앞서 이야기한 협설적 위치 관계(치조정선; 파랑, 파운드라인: 노랑)나 배열 템플레이트에 기초하여 교합 만곡을 증례에 따라 부여한다. 또한 주위 점막에 의한 영향을 고찰하기 위해 denture space core를 사용하여 축면(치은)의 형태나 인공치 포지션을 확인한다.

MEMO

부록 ②

Denture Space의 채득법과 관찰

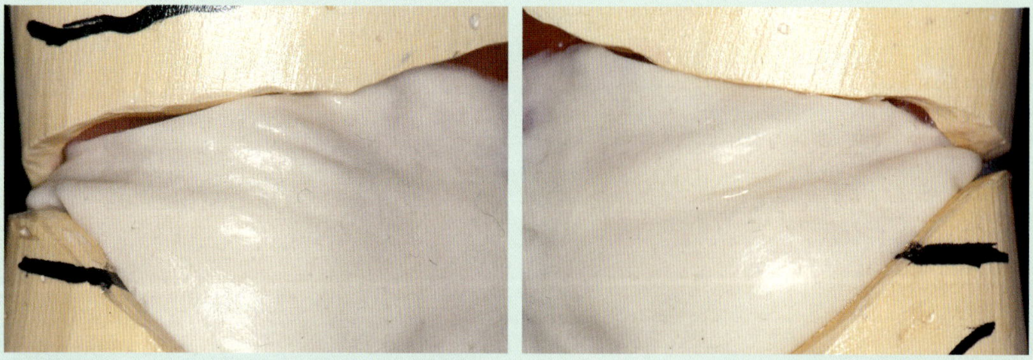

그림 A, B. Denture space는 주위근의 영향에 의해 형성된다. 교합 채득 시에 flow가 좋은 알긴산 인상재 등을 사용하여 동적 기능 인상을 채득한다. 이것으로 의치 연마면에 대한 주위근의 영향을 관찰할 수 있다.

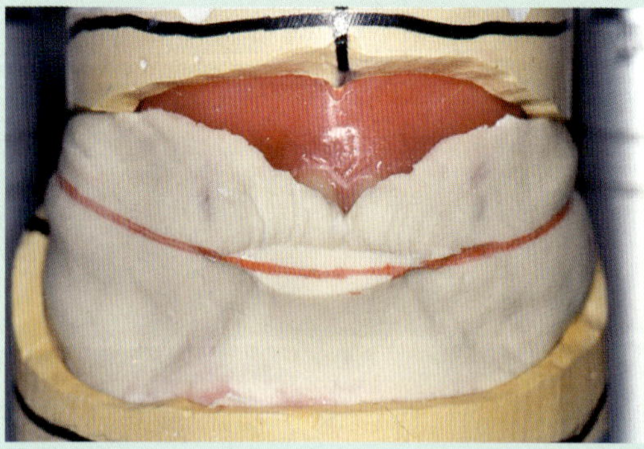

그림 C. 동적 기능 인상의 채득 후. 빨간 선은 주위근에 의한 힘의 영향을 가장 많이 받는 부분으로 오목하게 되어 있다.

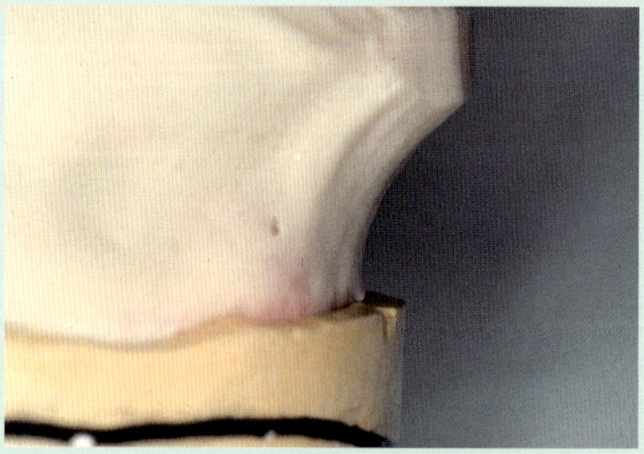

그림 D. 전치부의 구강 전정부. 턱끝근에 의한 영향으로 오목하게 되어 있다. 의치상에도 오목하게 치은 형성을 하는 것이 중요하다는 것을 알 수 있다.

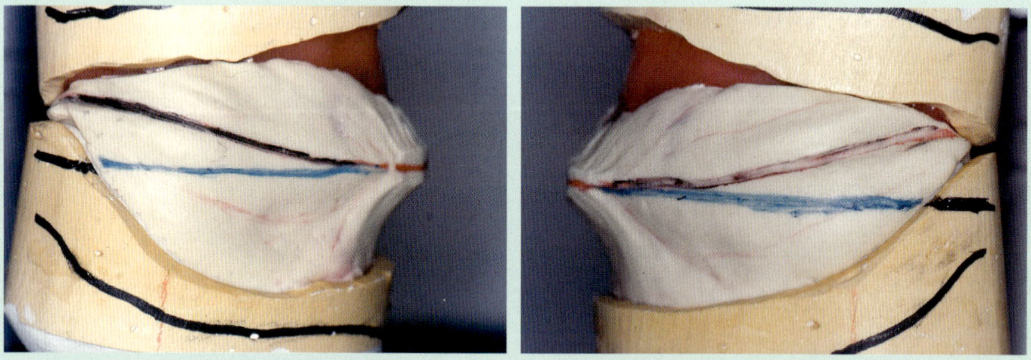

그림 E, F. 시상면으로부터의 관찰. 파란 선은 가상 교합 평면인데 힘이 들어가는 부분은 구치부를 향하면서 위쪽으로 이동하고 있다.

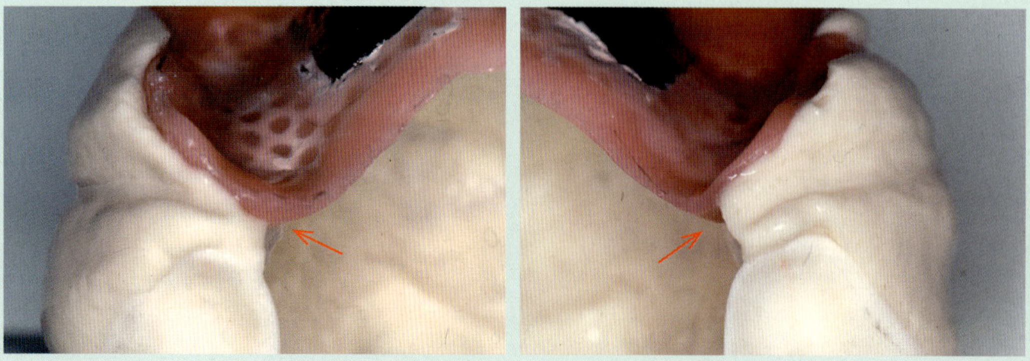

그림 G, H. 상악 익돌하악주름 부근의 관찰. 주름의 부착부를 향해 주위근의 주행이 있는 것을 알 수 있으며 이 부분도 안정을 위해 중요하다.

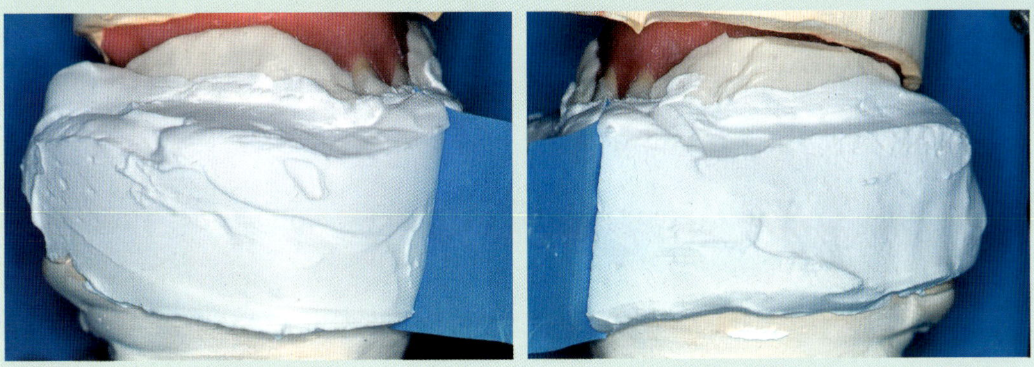

그림 I, J. 이 기능 인상체에 석고를 대어 코어를 빼면 배열 시에 활용할 수 있다. 설측도 마찬가지로 채득한다.

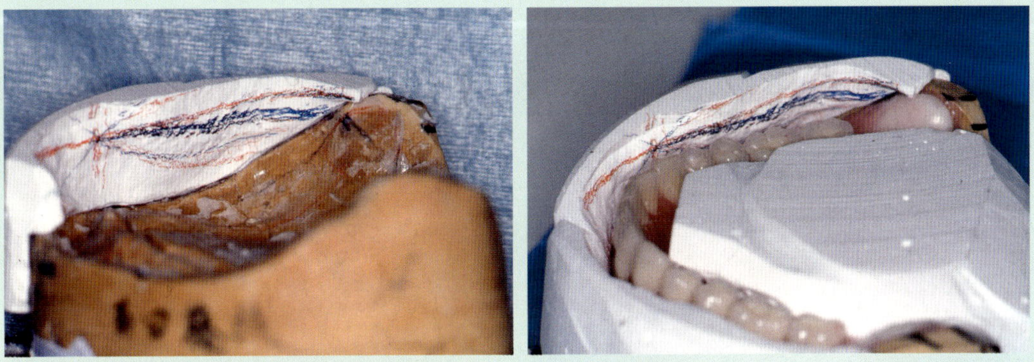

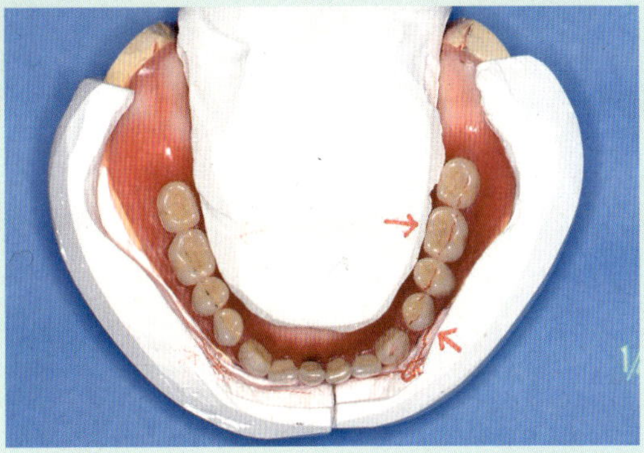

그림 K~M. 볼굴대 부근의 관찰과 배열. 코어를 채득하면 볼굴대의 관찰도 쉬워져 객관적인 배열 기준으로 삼을 수 있다. 빨간 선은 근육의 주행, 파란 선은 가상 교합 평면이다.

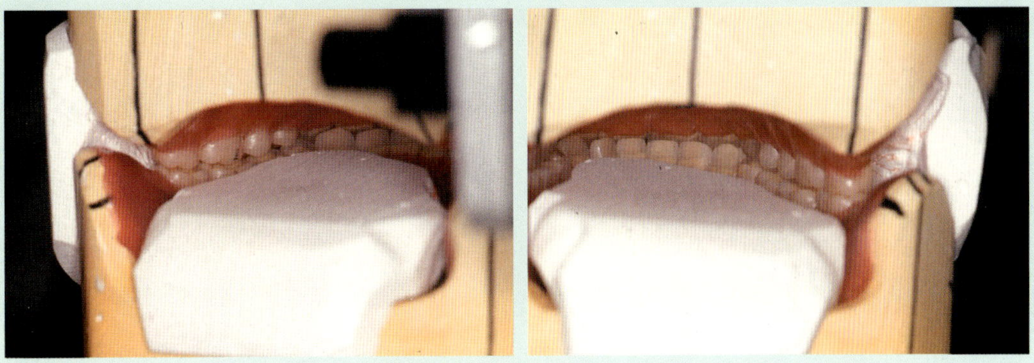

그림 N, O. 설측으로부터의 배열 후의 관찰. 설배와 교합면의 관계 등도 관찰할 수 있다.

07 이상적인 상연 형태(치은 형성)

- Denture space core의 해석과 응용
- Denture space core를 이용한 생리학적 축면 형태
- 구강 주위 조직에 조화된 생리학적으로 기능을 부여한 치은 형성

주위 점막에 조화되는 치은 형성

총의치의 유지 안정에 관여하는 기본적인 개념은 지금까지 이야기해온 ① 점막면 형태(인상체 유래), ② 교합면 형태(교합 양식 유래)에, ③ 연마면 형태(생리학적인 축면체)를 더한 3요소로부터 고찰된다고 이야기되고 있다.[1) 또한 총의치를 유지·안정시키는 힘으로서 ① 근력(muscles force), ② 교합력(occlusal force), ③ 접착력(adhesion force), ④ 흡착력(adsorption force), ⑤ 대기압(air force), ⑥ 중력(gravity) 등의 요건을 들 수 있다.[2)]

총의치의 안정에 기여하는 힘의 대부분은 각 환자가 고유하게 가지는 교합 평면(교합 만곡)과 교합 양식에 의한 작용이지만 저자는 주위의 근조직에 의한 영향이 같은 정도로 중요한 요소가 아닐까 생각하고 있다.[3)](2-7-1~3).

의치 순협측의 치은 형성에 있어서는 구순부(구륜근, 턱끝근)나 협근의 근압에 의해 부여해야 할 형태는 달라진다. 여기에 덧붙여 상·하순 소대와 혀(설근)의 순설적 운동량을 고려하여 근압의 균형을 취하는 것이 요구된다. 이 객관적인 치은 형성을 하기 위해서는 구강 내에서 채득된 denture space core(Part 2-3 참조)를 사용할 필요가 있다.

폐구 기능 인상으로부터 채득된 denture space core는, 말하자면 협근이나 혀 등 주위 근육이 '기능 시에 여기까지 움직인다'라는 경계다. 따라서 코어와 접하도록 치은 형성을 함으로써 neutral zone 내에서의 안정성을 유지할 수 있다(2-7-4~28).

만약 협측을 denture space보다 적게 한다면 혀의 압력을 받아들이지 못하고 의치가 옆으로 흔들리게 된다. 또한 많으면 협측에서 받는 힘이 커져 설측에 옆으로 흔들림이나 감각적인 압박감을 느낄 것이다. 적절한 생리적 균형을 얻기 위해서는 denture space core에 의한 형태의 고찰과 확인이 필수라고 생각한다.

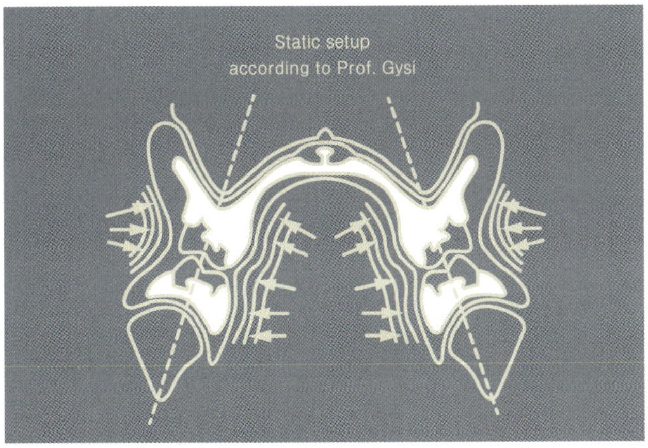

2-7-1. Gysi에 의한 총의치의 사고방식에서는 치조정 간 선 법칙에 근거하는 역학적인 안정이 중시되었다. 따라서 의치상도 작고 주위 조직이나 변연과의 조화를 요구한 의치상 형태라고는 한정하지 않았다(그림에서는 상연부와 협점막 사이에 공간이 생겼다)(문헌[4]).

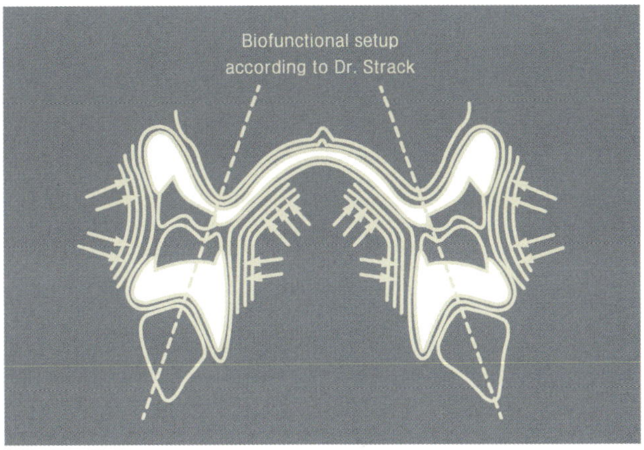

2-7-2. 한편 Strack은 biofunctional 한(생체 기능에 근거하는) 주위 근 조직과의 조화를 목표로 하여 Gysi와는 의치상의 형태도 크게 다르다(문헌[4]).

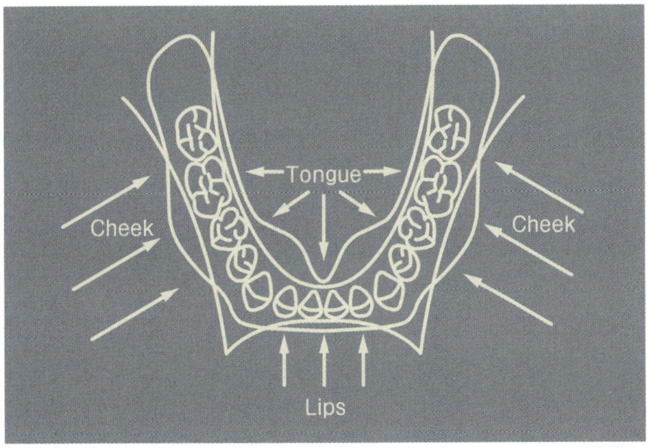

2-7-3. 의치상은 주위 조직으로부터 생리적인 영향을 크게 받는다. 따라서 denture space core 등에 의한 연마면 형태의 고찰도 안정을 위해 중요하다(문헌[4]).

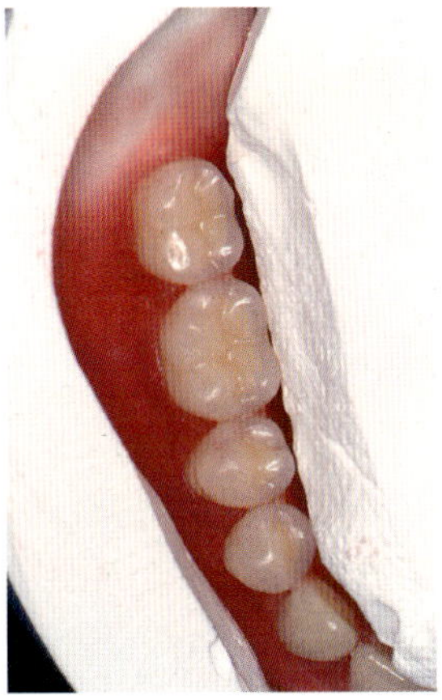

2-7-4. Denture space core(연마면의 인상)가 있으면 주위 조직에 의한 생리적인 힘을 알기 쉽다. 점막면에 더하여 하악에서는 혀가 의치상을 억누르는 듯한 힘도 고려하여 안정된 치은 형성을 시행한다.

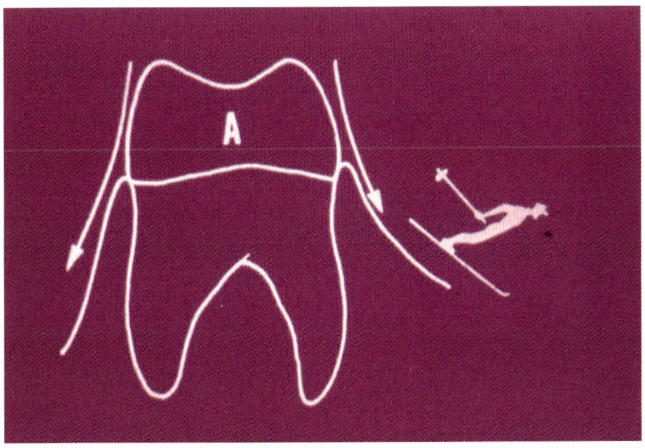

2-7-5. 불편감이 없는 치은 형성을 위해서는 인공치부와 의치상이 이행적이 되는 것 같은 부드러운 형태에 유의한다(문헌[5]).

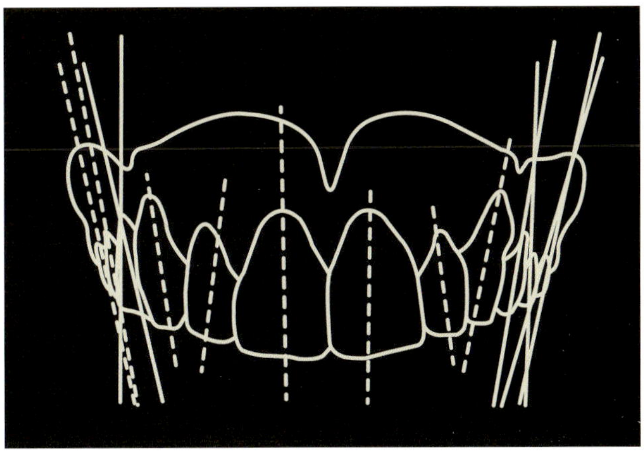

2-7-6. 인공치를 난배(乱排)시키는 경우의 치은 형성은 치축을 고려하여 시행하면 자연스럽게 할 수 있다(문헌[5]).

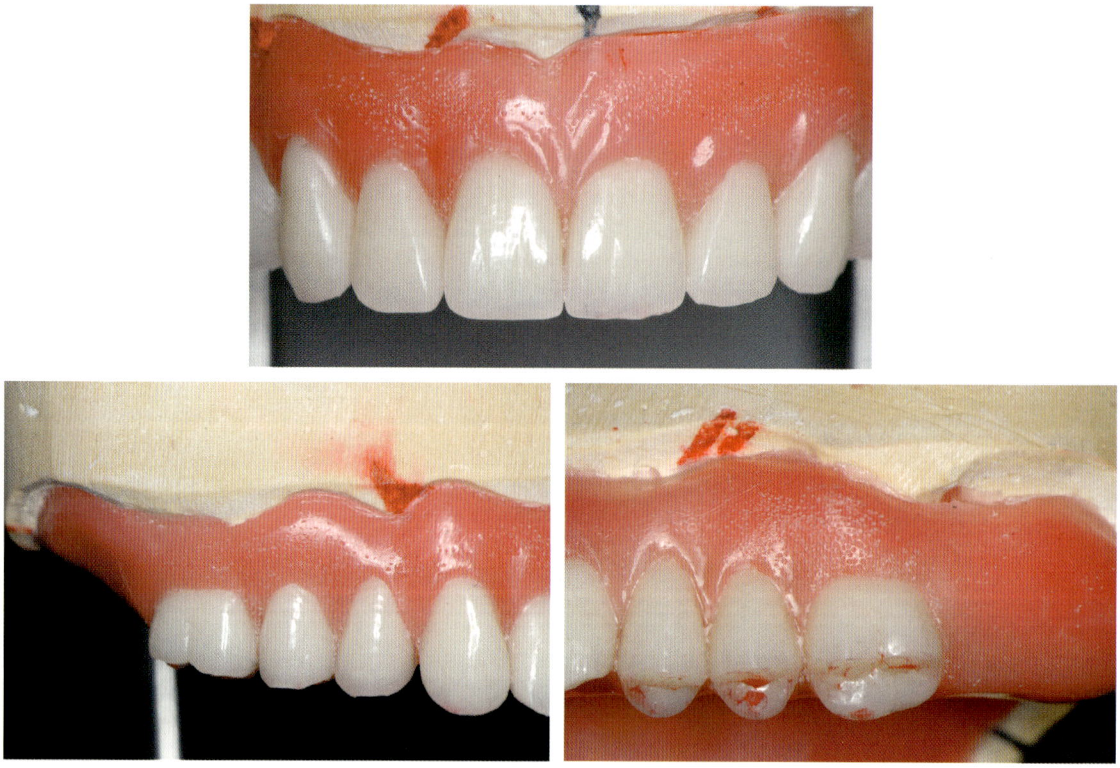

2-7-7~9. 상악 순협측면의 치은 형성에 있어서는 상순 소대 및 양측 협소대가 치은 형태의 경계가 된다. 상순 소대는 입술의 위치를 고정하고 있어 소대의 움직임에 대해 상연의 설정을 고려해야 한다. 협소대는 상연의 설정과 후방 형태의 고려가 필요하다.

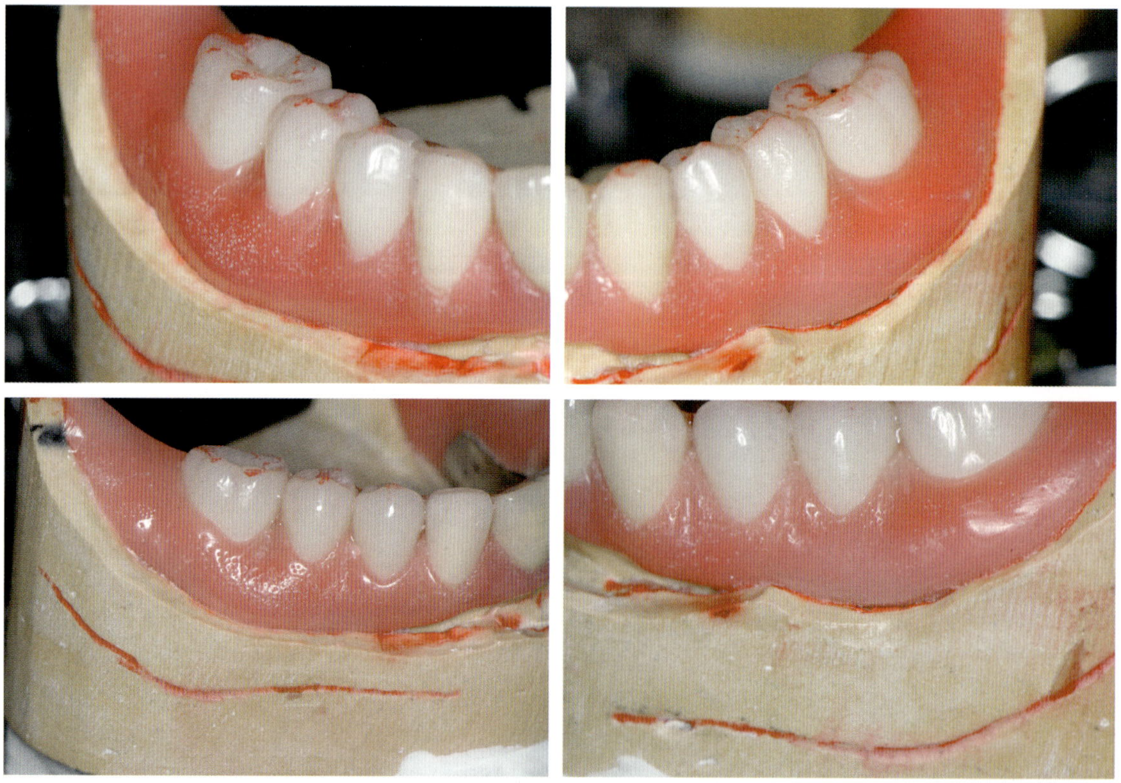

2-7-10~13. 하악 양측 구치부의 축면은 고유의 denture space에 맞추어 형성하고 좌·우의 근압에 따라 의치상을 서포트하도록 치은 형성을 시행한다. 볼굴대는 구각으로부터 원심측 약 10mm의 위치에 존재하고 있으므로 근육의 긴장도를 고려하여 형태를 부여한다.

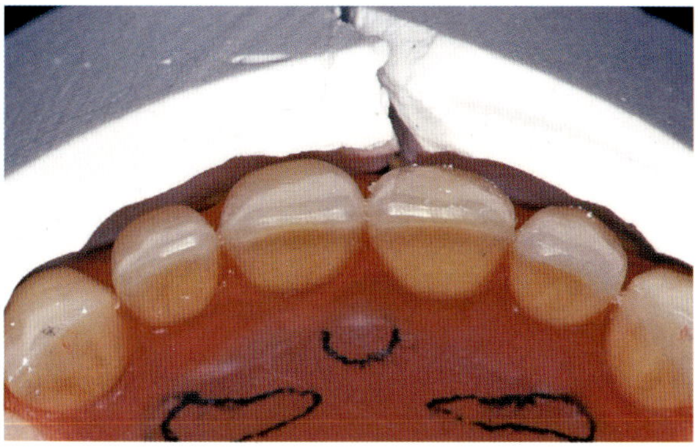

2-7-14. 상악 전방부의 순설측은 구열 주위근인 구륜근의 근압(구순 돌출, 라셀음, 대개구 등)에 조화시킨다. 상·하악 모두 후방부는 볼과 혀에 가해지는 구강 내압을 유지하는 형태를 부여하여 음식물 섭취가 부드럽게 되도록 한다.

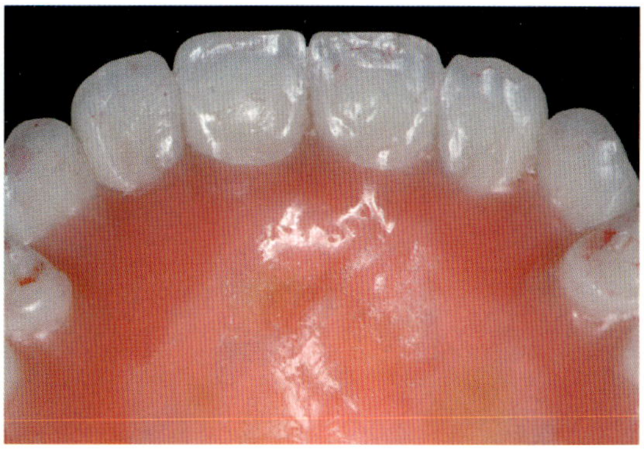

2-7-15. 상악 전치의 설측면 형태는 Sa행, Ta행, Ra행 발음을 고려하여 형태를 부여하는 것이 바람직하다. Sa행, Ta행 음에 영향을 주는 부위는 설측면 형태와 치간부다. Ra행 음은 주로 상점막의 설면 형태에 미치는 두께에 유의한다.[6, 7]

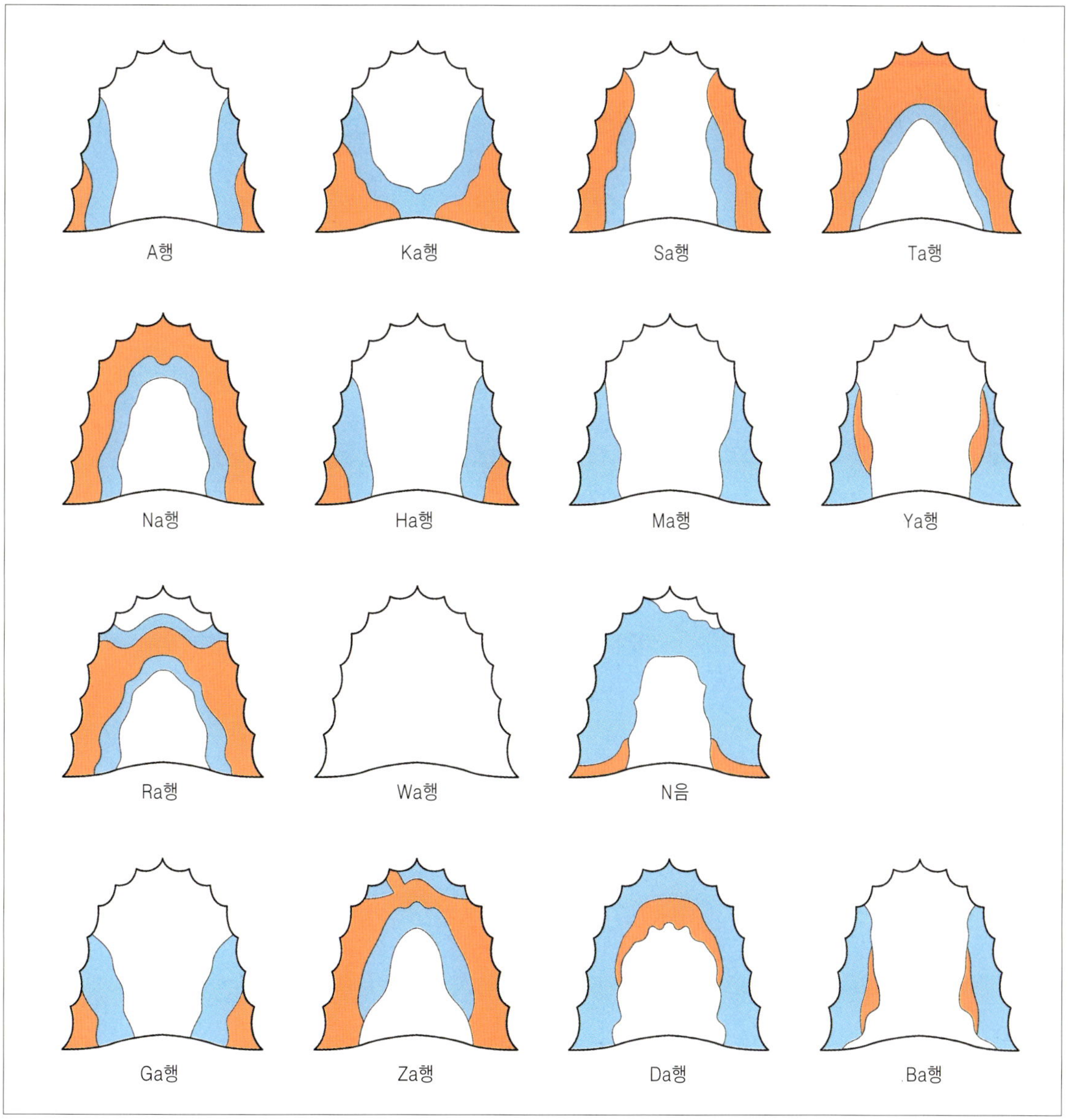

2-7-16. 의치 장착 시의 구개도(palatogram).[4] 혀가 구개의 어느 부위에 닿는지를 구개도로 이해하여 치은 형성에 활용하는 것이 바람직하다. 주황색에서는 비교적 강하게, 파란 색 부분은 가볍게 혀가 닿고 있다.

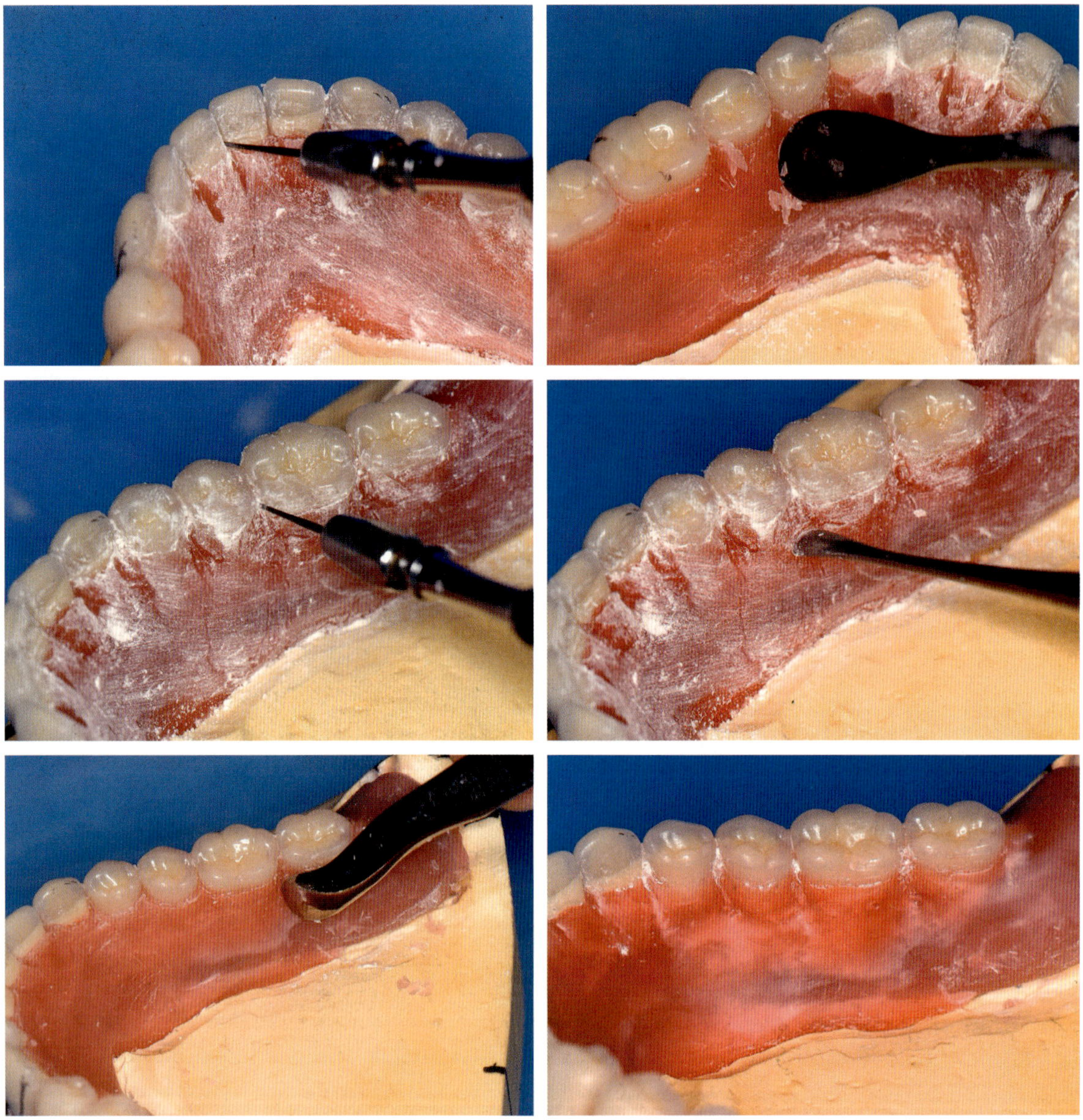

2-7-17~22. 설방과 발음 기능에 관한 설측, 구개측 치은 형성은 생리학적인 안정과 발음 기능의 확립이 필요해진다. 기구를 구분해 사용하면서 환자 고유의 형태를 목표로 한다.

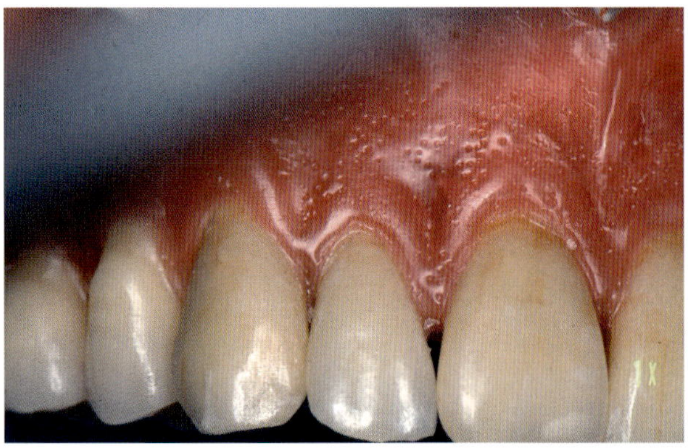

2-7-23. Stippling에 대해서는 저자는 전치부에서 소구치부까지의 표면에 직경 100μm, 깊이 약 30~50μm를 기준으로 부여하고 있다.

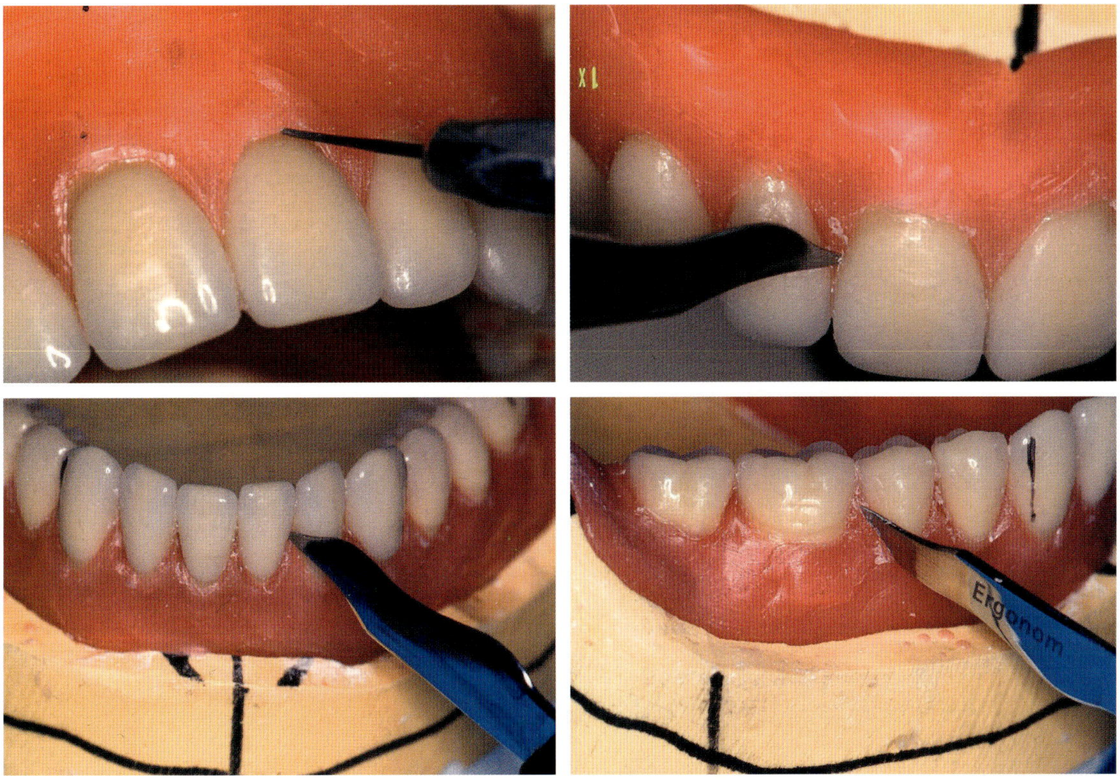

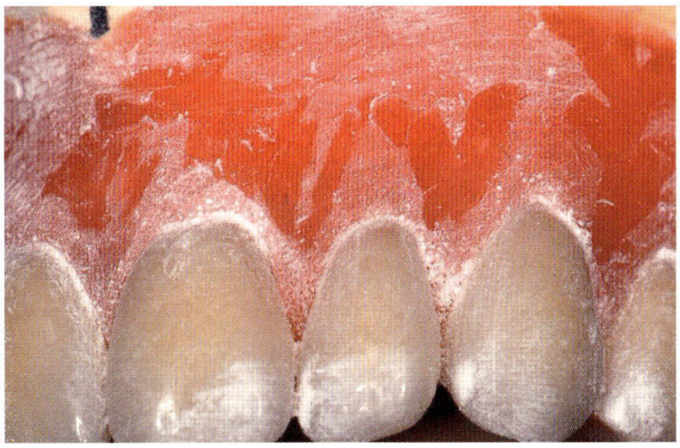

2-7-24~28. 순협측면도 도구를 구분하여 사용하면서 치간 유두나 치은구를 재현하면 심미성이 향상된다.

의치상의 변연 형태와 치은 형성은 정밀도가 높은 인상 채득과 교합 채득으로 얻어진 축면의 인덱스로부터 구할 수 있다. 의치상의 변연 형태가 구강 주위 근조직에 조화되는 듯한 치은 형성을 시행하는 것으로 표정근의 활성화나 자연스러운 안모의 회복을 얻어 기능적으로 안정되는 것이 중요하다고 생각한다.

또한 구강 주위근의 주행 방향에 조화된 생리적 형태를 부여하는 것으로 구강 내의 자정 작용을 일으켜 음식물에 의한 미각자극 등(stimulation)도 얻기 쉬워진다. 치은 형성은 심미성뿐만 아니라 의치의 안정이나 기능에도 관여하고 있다는 것을 명심하기 바란다.

08 교합의 부여와 조정의 기준

- 리마운트의 중요성과 기능생리학적 악운동에 근거한 교합 부여
- 교합 조정의 가이드라인
- 증례에 따른 선택 삭제와 자동 삭제

기능생리학적 악운동에 근거한 교합 확인과 리마운트의 중요성

환자는 자연치열이 붕괴되는 사이에도 저작 운동을 하고 있어 장기간을 요하면서 하악위의 이동과 함께 무치악으로 변화돼간다. 의치를 제작하는 우리 술자는 우선 이 사실을 인식할 필요가 있다. 즉, 현재의 근육신경계 및 악관절과 의치상이 생리적으로 균형 잡힌 위치에서 안정된 교합 상태가, 무치악 환자의 생리학적 중심교합위로서 생각되고 있는 것이다.

이 운동에 조화된 교합면 형태를 부여하는 것이 기능할 수 있는 의치로 하기 위한 키포인트다. 따라서 습관성 교합위(habitual occlusal position)의 수정에 의해 중심위와의 어긋남을 양립하는 long centric을 부여할 필요가 있는 증례도 존재한다(어긋남의 허용량은 전·후적으로 약 1.0~1.5mm 이내로 한다).

일반론으로서 교두감합위(중심교합위)에서 부여되는 교합 양식은 ① 표준적인 교합, ② lingualized occlusion(설측화 교합), ③ buccalized occlusion(협측화 교합), ④ crossbite occlusion(교차 교합), ⑤ monoplane occlusion(플랫 교합)의 다섯 가지를 생각할 수 있다. 인공치 선택의 항(Part 2-4)에서도 다루었지만, 이것은 환자 조건을 불문하고 똑같이 부여하는 것이 아니라 대향 관계를 비롯한 모든 조건으로부터 결정되어야 하며 나아가서는 이것이 교합 조정량의 저감으로도 이어질 수 있다.

또한 시스템을 불문하고 중합(重合)을 완료한 총의치는 교합기에 재장착하여 재료·중합에 의한 오차, 인적 오류(human error)의 유무와 교합 채득 시와 같은 교합의 안정이 도모되고 있는지를 확인할 것, 필요하면 조정을 시행하는 것이 임상에서 매우 중요해진다. 무교두치나 lingualized occlusion용 인공치를 사용한 경우도 중합에 의한 교합의 치수 변화(오차)가 없는지를 리마운트에 의해 관찰한다(2-8-1, 2).

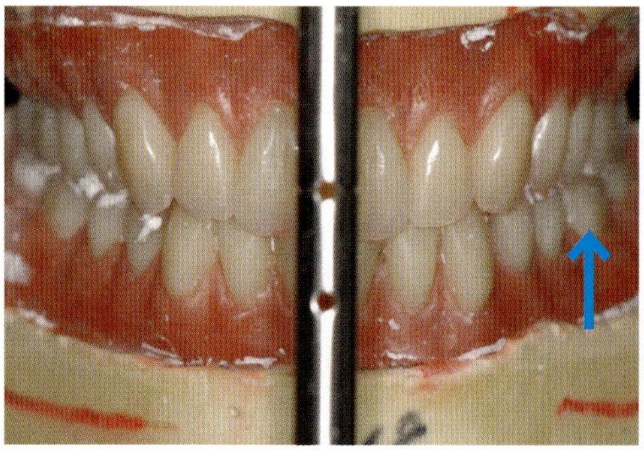
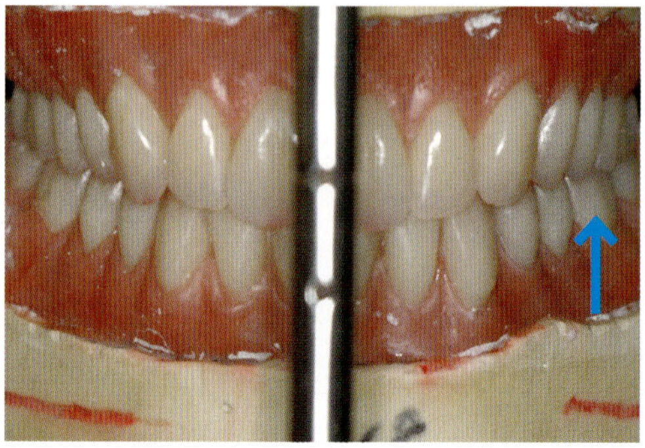

2-8-1, 2. 중합 후에 리마운트하여 삭제 조정하기 전·후의 치아 교합. 특히 좌측 구치부에 있어서 큰 차이가 있는 것을 알 수 있다. 이것을 조정하지 않고 구강 내에 장착시키면 도대체 어떻게 될지, 중합 후의 교합의 확인(인적 오류의 방지)이 중요하다.

생리학적 악운동에 근거한 교합 조정과 임상적 근거

교합 조정의 종류로는 선택 삭제와 자동 삭제를 들 수 있다. 선택 삭제의 주요 목적은 ① 의치상의 기능적인 안정을 얻을 수 있도록 힘의 방향(벡터)을 조절하는 것, ② 교합에 의한 치조 점막(치조제)의 흡수를 방지하는 것이다. 선택 삭제를 위해서는 교합이 적절하게 작용하는 힘의 방향과 작용점을 알아야 한다.

저자는 선택 삭제(selective gliding)에, Lauritzen[1]에 의해 제창된 교두감합위(중심위로 돌아오는 방향)의 교합 조정(MU-DL의 법칙)과 전방 운동의 교합 조정(DU-ML의 법칙), 그리고 Schuyler[2]에 의해 제창된 BU-LL의 법칙에 따른 측방 운동의 교합 조정을 각각 응용하고 있다.

아래에 각 법칙에 대해 소개한다.

1. 교두감합위의 교합 조정(MU-DL의 법칙)

중심위에 있어서 상악 의치상을 안정시키기 위해 필요한 힘의 방향은 상후방이다. 한편, 하악 의치상을 안정시키기 위해서는 하전방으로 힘의 벡터가 향하도록 하는 것이 바람직하다.

선택 삭제에서는 우선 중심위에 있어서 교합관계를 얻을 수 있다는 전제 하에 교두감합위에서의 안정을 확인한다. 안정된 힘의 방향을 확립하기 위해 MU-DL의 법칙에 따라 조기 접촉의 부위가 있으면 조정을 시행한다(2-8-3). 상악 구치는 근심 사면, 하악 구치는 원심 사면의 조정을 각각 시행하여 생리학적 중심위로의 유도와 교합 벡터의 안정으로 이끈다. 삭제는 대합하는 와(fossa)에 대하여 시행하며 교두정의 삭제는 피하는 것이 좋다. 1회의 삭제량은 0.1~0.2mm 정도를 기준으로 한다.

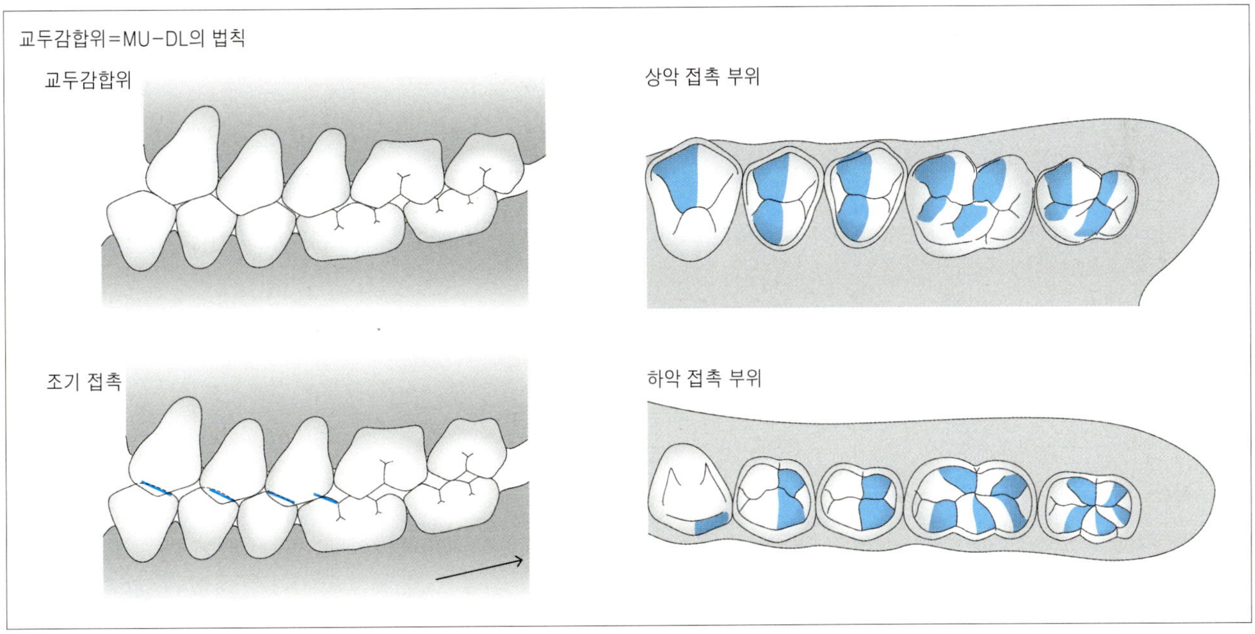

2-8-3. MU-DL(Mesial Upper Distal Lower)의 법칙. 상악 근심 사면과 하악 원심 사면의 조기 접촉을 조정하는 것으로 후방으로 내려가는(중심위로 돌아가는) 운동의 간섭을 삭제하여 역학적인 안정을 도모한다.

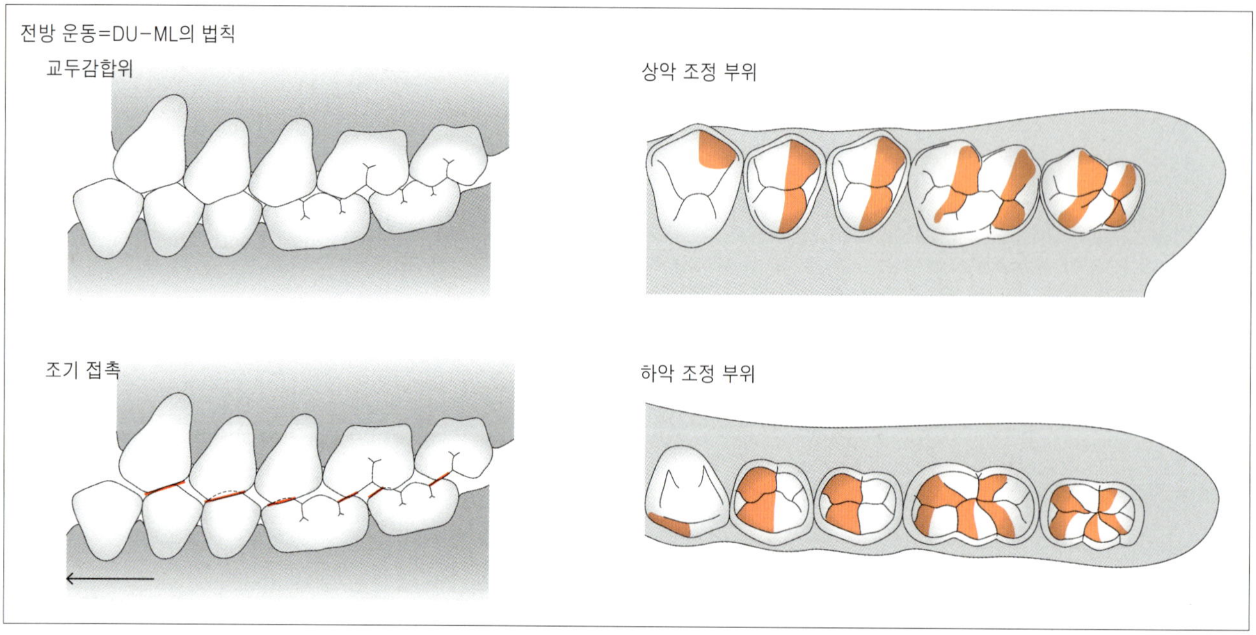

2-8-4. DU-ML(Distal Upper Mesial Lower)의 법칙. 전방 운동 시의 상악 원심 사면과 하악근심 사면의 간섭을 삭제하는 것으로 의치를 불안정하게 하는 상전방, 하후방으로의 힘을 막는다. 인공치의 변연 융선(marginal ridge)은 같은 높이인 것이 좋다.

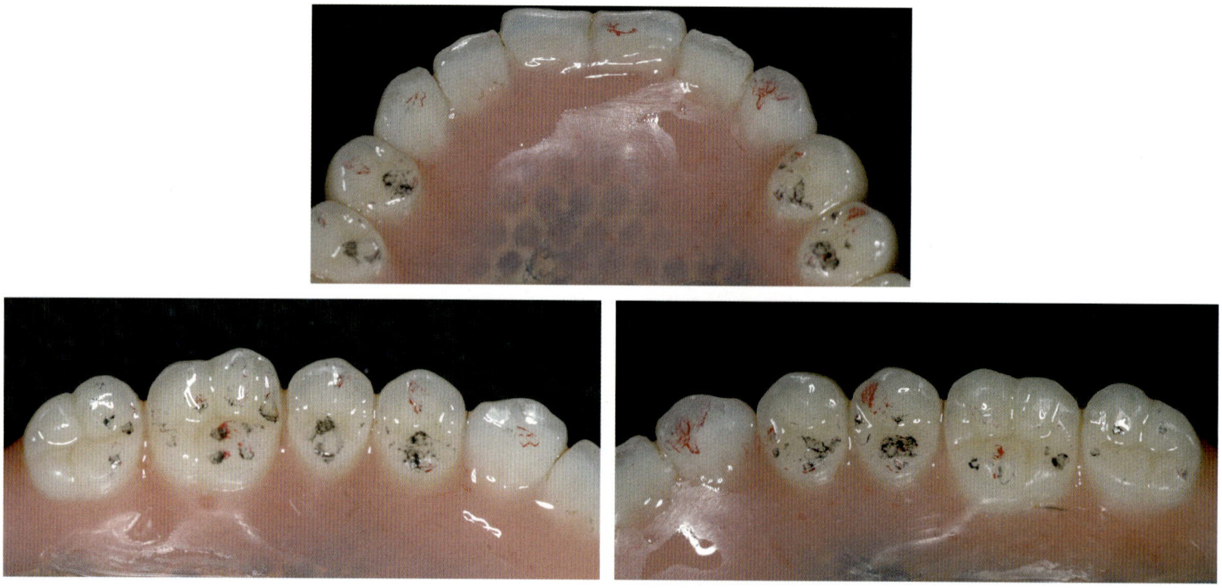

2-8-5~7. 교합 조정 후의 상악 의치 교합면.

2. 전방 운동의 교합 조정(DU-ML의 법칙)

전방 운동 시는 DU-ML의 법칙에 따라 상악 구치의 원심 사면, 하악 구치의 근심 사면의 접촉이 강하면 삭제, 조정하여 의치상의 안정을 도모한다(2-8-4). 이들 조정은 모두 반교두분의 운동 범위에서 시행하는 것을 원칙으로 한다.

전방 운동에서는 양측성 평형 교합을 부여하는데, 후방의 치조 형태가 스키존이 되는 부위에 제2대구치가 배열되어 있는 경우는 제1대구치에 평형 교합을 부여하는 것이 필요해진다(2-8-5~7).

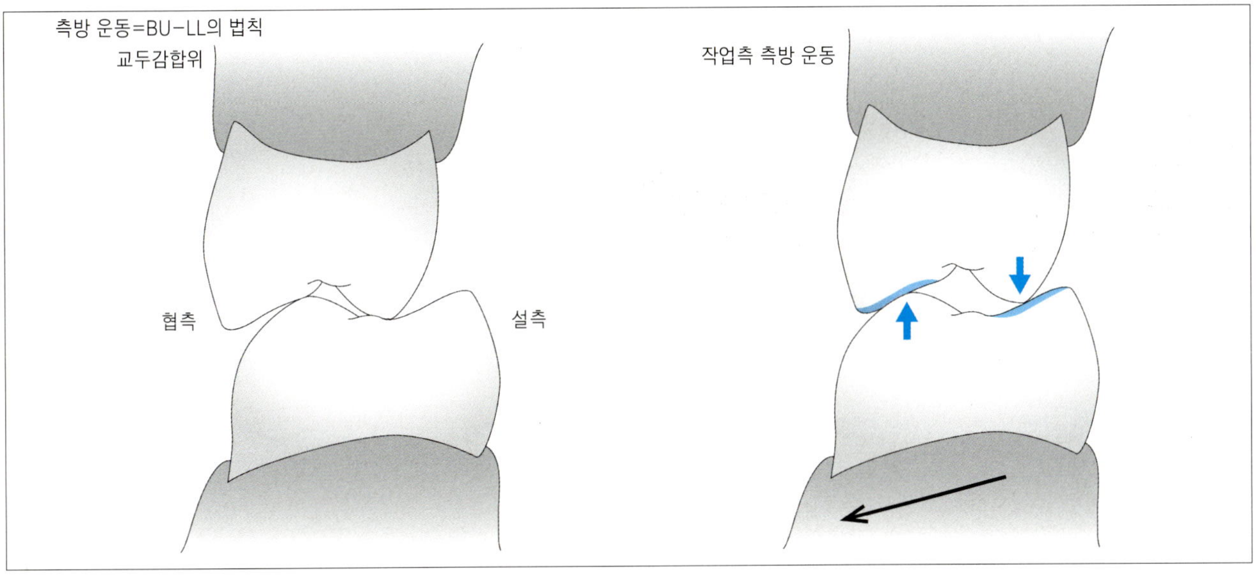

2-8-8. BU-LL(Buccal Upper Lingual Lower)의 법칙. 측방 운동 시 간섭의 조정법에 관한 지표이며, 상악 협측 교두 내사면과 하악 설측 교두 내사면을 삭제한다는 것. 기능 교두(화살표)를 유지하기 위해 교두에 대향하는 사면측을 삭제한다. 측방 운동에 있어서 작업측의 교합접촉 조정을 양측에 시행하면 측방 운동 시에 상·하악 의치상의 안정을 얻기 쉬워진다. 또한 평형측에 있어서 상악은 설측 교두 내사면과 하악 협측 교두 내사면에 접촉시켜 cross balanced occlusion의 양식을 부여하는 것이 바람직하다.

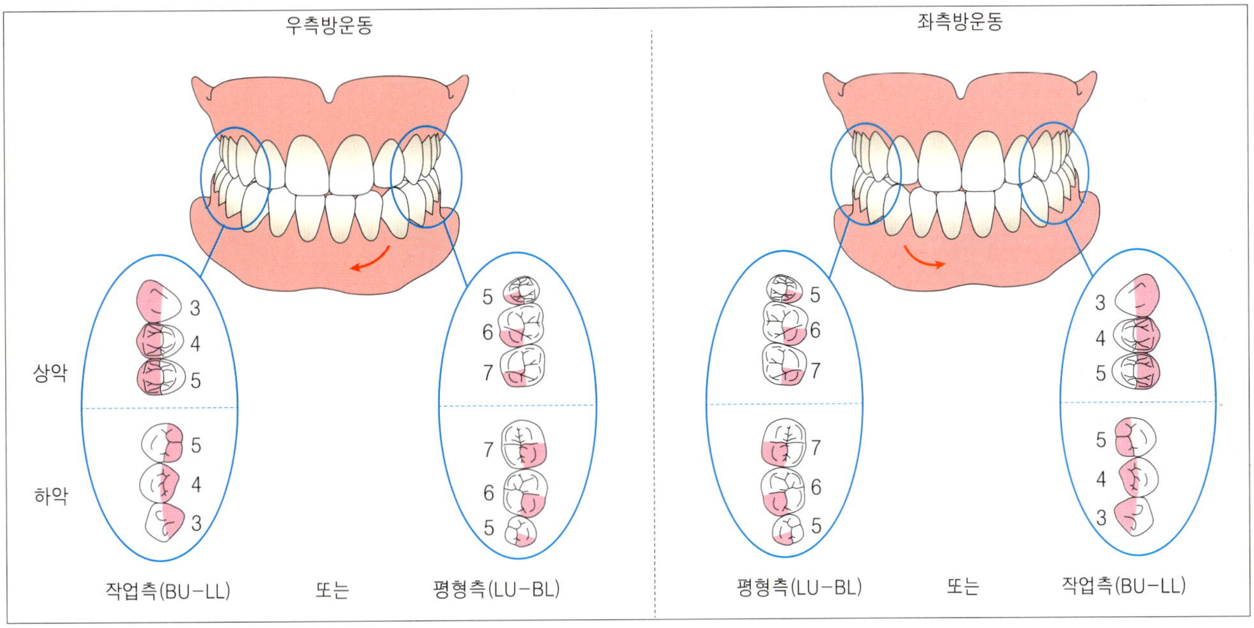

2-8-9. 측방 운동 시의 조절 부위. 작업측은 BU-LL의 법칙에 따라, 평형측은 상악 설측 교두내사면의 원심부, 하악 협측 교두 내사면의 근심부를 조정한다(LU-BL의 법칙).

3. 측방 운동의 교합 조정(BU-LL, LU-BL의 법칙)

측방 운동 시의 작업측에 있어서는, 상악 구치의 협측 교두 내사면과 하악 구치의 설측 교두 내사면을 선택 삭제하여 작업 운동 시에 교두 간섭이 생기지 않도록 조정한다(BU-LL의 법칙. 2-8-8).

평형측에 있어서는 상악 구치의 설측 교두 근심 내사면과 하악 구치의 협측 교두 원심 내사면이 교합 접촉하도록 교합 조정을 하여 양측성 평형 교합에 의한 균형을 부여하는 것이 중요하다(LU-BL의 법칙. 2-8-9).

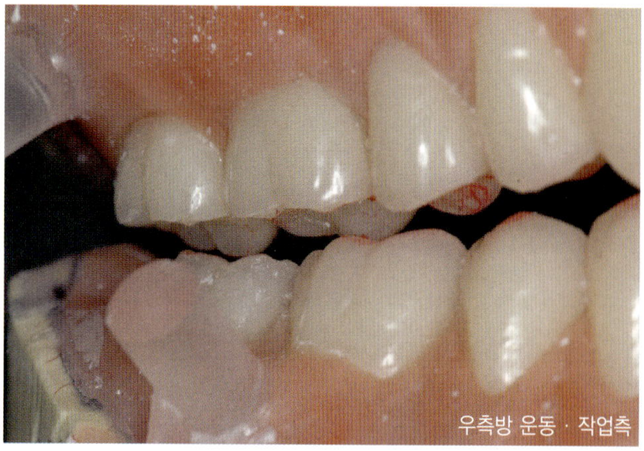

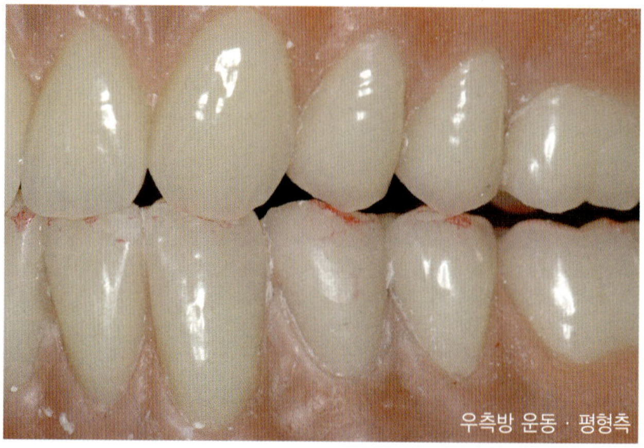

2-8-10, 11. 교합기 위에서의 평형측 및 작업측의 교합 접촉 상태(우측방 운동). 평형측에는 cross balanced occlusion, 작업측에는 group function으로, 좌·우에서 다른 양식을 부여하고 있다.

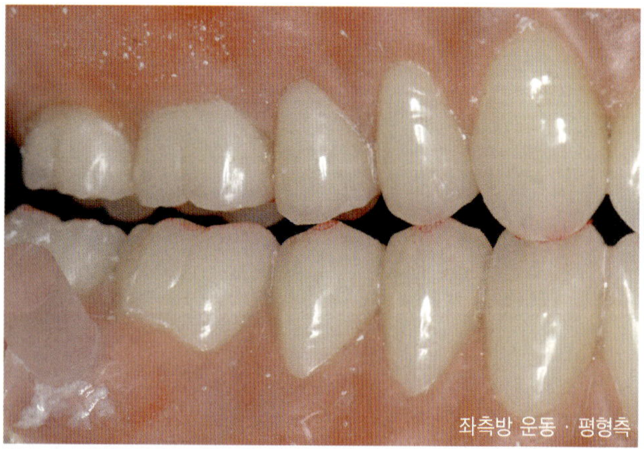

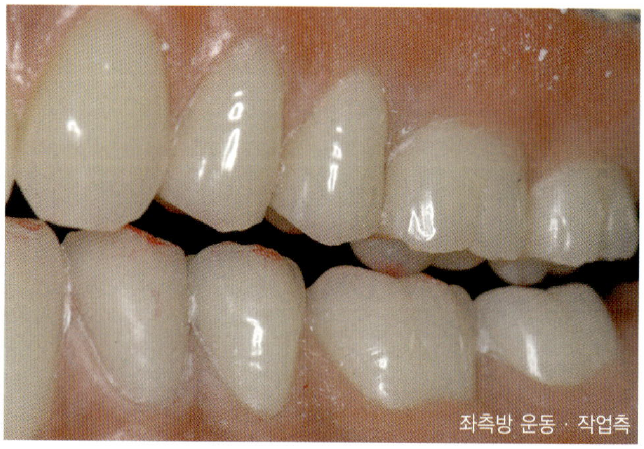

2-8-12, 13. 좌측방 운동 시.

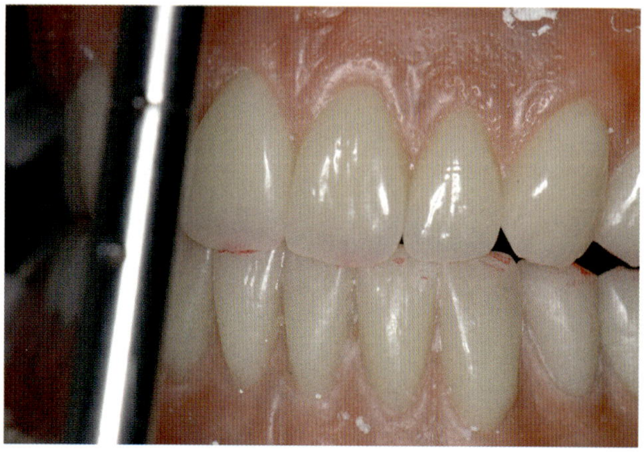

2-8-14. 교합기에서 전방 운동에서의 balanced occlusion을 확인한다.

이때 환자 고유의 과로각(condyle path angle)에 조화된 생리학적인 교합 조정을 하는 것이 의치의 안정을 위해서는 바람직하다. 비기능 교두(shearing cusp)가 되는 상악 협측 교두 내사면과 하악 설측 교두 내사면을 2면으로 잘라 의치의 안정을 막는 측방력(lateral force)의 경감을 도모한다.

이 조정은 교두정을 포함하여 시행하며 교두정이 환자 고유의 운동 방향에 조화된 developmental groove를 형성하여 측방 운동 시 교두가 쉽게 통과할 수 있도록 의식하여 조정한다(2-8-10~14).

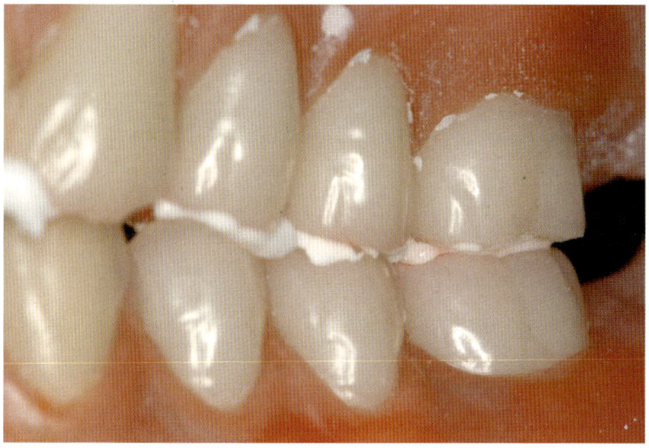

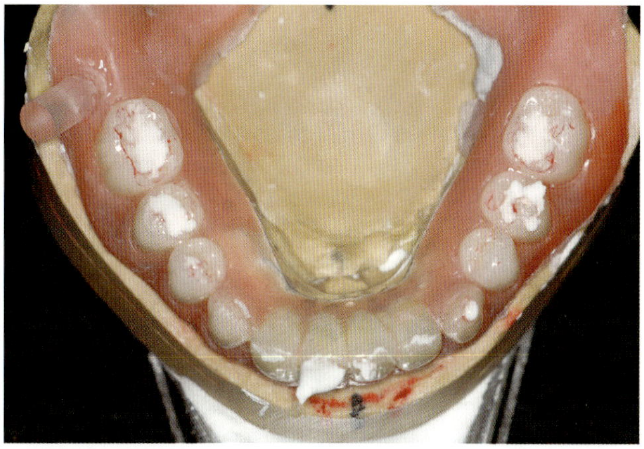

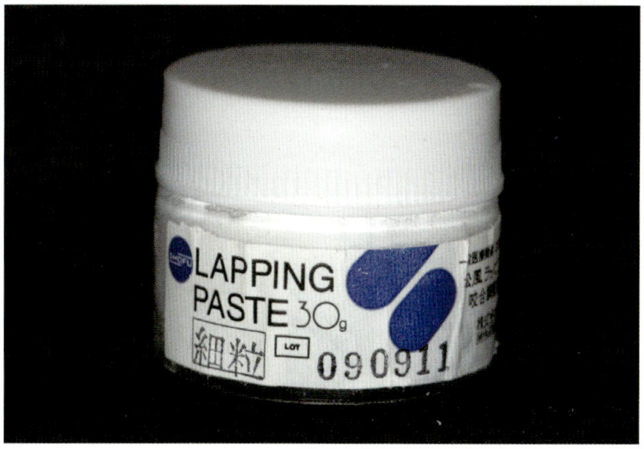

2-8-15~17. 고딕 아치에 묘기된 고유의 악운동에 조화된 선택 삭제를 한 후에는 '래핑 페이스트(lapping paste)'(松風)의 중립(中粒)과 세립(細粒)을 사용하여 기능적 교합을 조정한다.

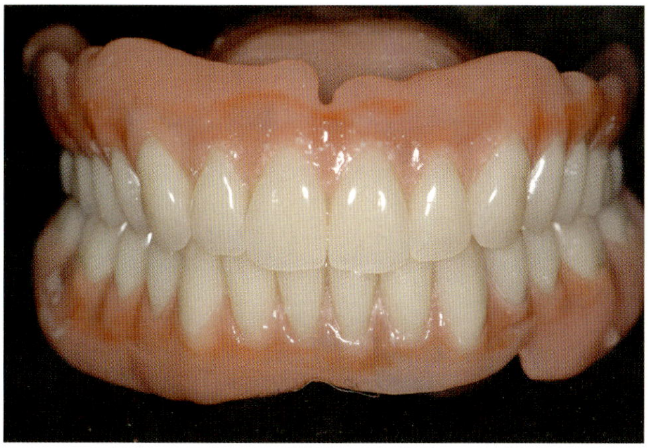

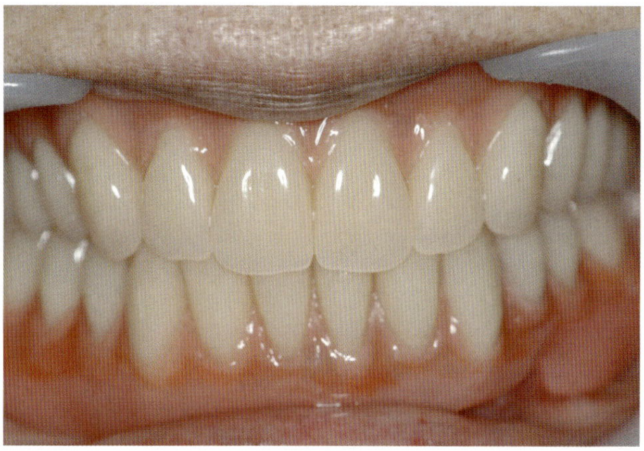

2-8-18, 19. 선택 삭제와 자동 삭제 완료 후 연마 마무리가 된다.

4. 자동 삭제

선택 삭제를 한 후에는 '래핑 페이스트'를 사용하여 자동 삭제, 즉 측방 운동과 전방 운동·전측방 운동의 유연(flexible)한 움직임을 조정한다(2-8-15~19). 모형을 자유운동 교합기에 재장착한 다음 하악 전치의 절연이나 구치의 교합면에 본재(중립 및 세립)를 얇게 도포하여 의치상을 양손으로 가볍게 잡고 전·후, 좌·우로 1~2mm의 범위에서 선택 삭제를 저해하지 않도록 가볍게 압접하면서 환자 고유의 저작 주기 내를 반복하여 시행한다.

참고문헌

Part2-1

2-1-1) McGee GF : Use of facial measurements in determining vertical dimension. JADA, 35 : 342 ～ 350, 1947.

2-1-2) Thompson JR, Brodie AG : Factors in the positionof the mandible. JADA, 29 : 925 ～ 941, 1942.

2-1-3) Shanahan TEJ : Physiologic vertical dimension andcentric relation. J Prosth Dent, 6 : 741 ～ 747, 1956.

2-1-4) Silverman MM : Determination of vertical dimensionby phonetics. J Prosth Dent, 6 : 465 ～ 471, 1955.

Part2-2

2-2-1) Monson GS : Occlusion as applied to crown and bridge work. Natl Dent Assoc J, 7 (5) : 404, 1920.

2-2-2) Pankey LD, Mann AW : Oral Rehabilitation 1. Use of the PM Instrument in treatment planning and in restoring the Lower posterior teeth. J. Prosthet. Dent, 10 : 135, 1960.

Part2-3

2-3-1) Boucher CO 編 : Swenson's Complete Dentures 2nd ed. C.V.Mosby, St.Louis, 1962.

2-3-2) Frush JP, Fisher RD : How dentogenic restorations interpret the sex factor. J. Pros. Dent., 6 : 160 ～ 172, 1956.

2-3-3) Beresi VE, Schiesser FJ 著／柳田尚三，小林義典, 鳥居健吾 訳:ニュートラルゾーン総義歯学．医歯薬出版，東京，1976.

2-3-4) Beresin, Shiessen 著，柳田尚三，小林義典，鳥居建吾訳：ニュートラルゾーン総義歯学 その理論と実際．医歯薬出版，東京，1976.

Part2-4

2-4-1) Frush JP, Fisher RD : How dentogenic restorations interpret the sex factor. J. Pros. Dent., 6 : 160 ～ 172, 1956.

Part2-6

2-6-1) 佐藤幸司：力学的・生理学的観点に基づく人工歯排列のガイドライン（前・後）．歯科技工，42（4, 8), 2014.

2-6-2) 古谷野　潔，矢谷博文 編：歯科技工別冊／目で見る咬合の基礎知識．医歯薬出版，東京，2002.

Part2-7

2-7-1) Lauritzen AG : Function,Primeobject of restorative dentistry ; a definite procedure to obtain it. J. Am. Dent. Assoc. (JADA) , 42 : 523, 1951.

2-7-2) Schuyler CH : Fundamental principles in the correction of occlusal disharmony, natural and artificial. J. Am. Dent. Assoc. (JADA) , 1193, 1935.

Part2-8

2-8-1) 納富哲夫：歯科修復・回復学 Restorative Dentistry. 歯科評論，61（10 ～ 12)，2001.

2-8-2) 川添堯彬，中村文美：総義歯の維持と印象；解剖学的基礎事項との関連．補綴臨床，10（1 ～ 4)，1977.

2-8-3) 上條雍彦：口腔解剖学．アナトーム社，東京，1962 : 65 ～ 82.

2-8-4) BPS Set up 資料．Ivoclar Vivadent.

2-8-5) Alex Copper : USC 講義資料「DENTGENIC CONCEPT」.

2-8-6) 羽賀通夫：補綴物の製作と発音について．QDT，14 : 37 ～ 43，1989.

2-8-7) 羽賀通夫，松本直之，石田　修，佐藤幸司：補綴物の形態と発音との関係を考える．QDT，14 : 44 ～ 58, 1989

후기

이번 발간에서는, 임상에서 중요한 열쇠가 되는 총의치 제작(디자인)의 포인트에 대하여 삽화와 동영상을 넣어 가능한 한 알기 쉬운 책으로 하는 것을 목표로 했다. 본서의 여백에는 독자 여러분이 추가 자료나 임상에서의 주의사항 등을 기입하여 자신에게 맞는 책으로 만들기 바란다.

최근 일본의 치과 의료 기술의 발전에 따라 디지털 디자인의 진보도 뚜렷하다. 그러나 중요한 것은 객관적인 임상 술식이며 임상적 근거에 기초한 단계를 배우는 것이다. 가공 공정이 획일화되는 디지털 시대에야말로 그 디자인으로 하는 '객관적 근거'를 배우는 것이 임상을 성공으로 이끄는 열쇠가 된다고 생각된다. 앞으로 다가올 digital denture 시대에서도 본서를 가이드라인으로 활용하여 휴먼 테크놀로지로서의 이의적(二義的) 인공 장기 제작에 도움이 되었으면 하는 바람이다.

* * *

본서의 내용은 대부분의 임상 치과의사, 임상 치과기공사인 여러 선배에게 배워서 얻은 지식과 기술을 기초로 하고 있다. 저자가 가장 처음에 종사했던 가스미가세키 치과 Postgraduate center 노토미 치과의원의 故 노토미 데쓰오(納富哲夫) 선생님께는 재직 중에 치과 의학의 많은 것을 배웠다. 이러한 것을 기반으로 하여 치과인이 될 수 있었던 것에 대하여 지금도 깊이 감사드리고 있다. 이 자리를 빌려 진심으로 감사의 마음을 표한다. 그 후 임상을 지도해주신 도이 치과 진료소의 故 도이 요시오(戸井良夫) 선생님, 아베 치과의원의 故 아베 에이이치로(安部栄一郎) 선생님께 감사의 마음을 표한다.

또한 본서에 총의치의 임상 증례를 제공해주어 평소부터 임상에서 신세를 지고 있는 요시키 덴탈클리닉의 요시키 구니오(吉木邦男) 선생님, 다마키 치과의원의 다마키 다이스케(玉木大介) 선생님, 산아이(三愛) 치과의원의 오노 야스오(小野安夫) 선생님, 미나모토 치과 클리닉의 미나모토 히로유키(源弘行) 선생님, 시바타 치과 나카지마 진료소의 시바타 류이치(鶴田竜一) 님께 감사드린다. 또한 평소부터 총의치 관련 기자재의 자료 등에서 신세 지고 있는 하쿠스이무역 주식회사, Ivoclar Vivadent 주식회사에 감사드린다.

마지막으로 본서 발간에 있어서 다양한 도움을 주신 의치약출판에 감사의 뜻을 표한다.